歯科医師・歯科衛生士のための

認知行動療法

チェアサイドで困ったときに

松岡紘史・安彦善裕
著

医歯薬出版株式会社

This book was originally published in Japanese
under the title of :

SHIKAISHI-SHIKAEISEISHI NO TAMENO
NINCHIKOUDOURYOUHOU
CHEASAIDODE KOMATTATOKI NI
(Cognitive Behavior Therapy for dentists and dental hygienists)

MATSUOKA, Hirofumi
ABIKO, Yoshihiro
  Health Sciences University of Hokkaido

©2018 1st ed.

ISHIYAKU PUBLISHERS, INC.
 7-10, Honkomagome 1 chome, Bunkyo-ku,
 Tokyo 113-8612, Japan

はじめに

　心理学の勉強を本格的に始め出す前のこと，心理関係の学会の全国大会に参加してみました．「認知行動療法」という言葉は知っており，内容もなんとなく理解していましたが，"心理界隈のトレンドなのか〜"程度に思っていました．学会抄録のなかには「認知行動療法」の言葉が踊り，発表でも頻繁に「認知行動療法」が登場していました．シンポジウムでは，全国で「認知行動療法」が本格的に学べる大学や研究機関が示されましたが，当時はわずか12〜13箇所程度であり，しっかりした認知行動療法を学ぶというのは簡単ではないということを思い知らされました．

　認知行動療法は，数ある心理療法のなかで治療効果の科学的検証が最も進んでいるものの一つであり，世界中で広く用いられている療法です．イギリスの保険医療制度では以前から，うつ病の治療の際には，薬物療法とともに用いることが実質的に義務化されており，本邦でも，数年前にうつ病の治療の適応として保険治療へ導入されました．最近は，うつ病以外の疾患への適応拡大がはかられてきています．

　精神・心理状態を改善する以外にも，痛みをはじめとしたさまざまな症状に応用されていることから，近年では歯科領域への応用も試みられてきています．歯科心身症と呼ばれる口腔領域のMedically unexplained symptom（医学的に説明困難な症状）のさまざまな症状に応用が試みられてきていますが，必ずしもプログラム化された本来の認知行動療法と言えるものばかりではないようです．最近では，「認知」を変えるということと，「行動」を変えるというキーワードをもとに，自己流のものも見受けられるようになってきており，「"認知行動療法"という名前の一人歩き」が，歯科界では始まっているようにすら思えることがあります．

　しかし，少なくとも認知行動療法の概念が，歯科医療で有用であることに疑う余地はありません．たとえば，齲蝕や歯周炎のほとんどは自己管理のもとに予防が可能であることから，認知行動療法の概念を応用することで，自己管理ができなかった人達の行動パターンを変えて自己管理を促し，予防歯科医療への貢献も可能になります．

　このように，認知行動療法そのもの以外にも，その概念は歯科臨床のさまざまな場面で応用されるべきものであり，その適応範囲はますます広がっていくものと考えます．

　認知行動療法に関する本は数多くあるものの，歯科に特化した本はこれまでありませんでした．今回，歯科医療を理解した数少ない臨床心理士と，認定心理士の資格を有する数少ない歯科医師が手を組み，本書を発行することとなりました．本書が日常の歯科臨床の場面で少しでもお役に立てるものであると嬉しく思います．

2018年6月　　安彦善裕

CONTENTS

歯科医師・歯科衛生士のための **認知行動療法** チェアサイドで困ったときに

Introduction ─────────────────── 5
認知行動療法って何？

Part 1 歯磨きをしてくれない患者 ────── 15
- **ケース1-1** やる気はあるが，長続きしない患者
- **ケース1-2** 歯磨きを後回しにしてしまう患者
- **ケース1-3** 親の言うことを聞かず歯磨きをしない小児患者
- **ケース1-4** セルフケアの必要性を理解してくれない患者

Part 2 治療に納得してくれない患者 ────── 27
- **ケース2-1** 症状に関する説明を長々求める患者
- **ケース2-2** 薬の使用をやめられない患者
- **ケース2-3** 口臭を執拗に訴える患者
- **ケース2-4** 外見の問題を執拗に訴える患者

Part 3 歯科が怖い患者 ────── 39
- **ケース3-1** 歯科治療の現場に全く近づけない患者
- **ケース3-2** 歯科治療への恐怖が再発してしまう患者
- **ケース3-3** 歯科治療への恐怖が強い患者
- **ケース3-4** 歯科治療以外にも苦手な場所がある患者

Part 4 口腔乾燥を訴える患者 ────── 51
- **ケース4-1** 症状の改善に執拗にこだわる患者
- **ケース4-2** 治療を焦ってしまう患者
- **ケース4-3** 強いストレスを感じている患者
- **ケース4-4** 人前でのしゃべりづらさを訴える患者

Part 5 痛み（舌痛症，非定型歯痛）を訴える患者 ── 63
- **Case5-1** 症状と心理的要因が関係していることを自覚していない患者
- **Case5-2** 痛みのことばかり考えてしまう患者
- **Case5-3** 痛みのことをより悲観的にとらえてしまう患者
- **Case5-4** ストレスとなっている問題が解決できない患者

DentalのでMentalを理解することの重要性 ────── 74
認知行動療法をより理解するためのキーワード ────── 75
文献・索引 ────── 76

認知行動療法って何？

　認知行動療法（Cognitive Behavior Therapy：CBT）とは，行動療法と認知療法の総称である．両者を統合した技法を指すこともあるが，広い意味では，行動療法と認知療法のいずれか，あるいは両方を行うことを指す．

　行動療法とは，患者に問題を起こしている誤った行動を修正する方法である．誤った行動は，古典的条件づけ（パブロフの犬に代表される条件反射）や，オペラント条件づけ（報酬を得るためや，嫌なものを避けるために自発的に行動を行うように条件づけられる）によって学習されたものである．たとえば，歯科恐怖症における不安症状の改善や，歯ブラシ習慣のない患者に習慣づけをするような，これまでとは違った行動を身につけさせるのが行動療法である．代表的な技法にエクスポージャー法（恐怖を除くために，少しずつ恐怖を体験させる），系統的脱感作法（不安や恐怖をランクづけして，リラックスした条件のもと，不安や恐怖のランクの低いものから少しずつ体験させる），オペラント法（正しい行動の後に，褒めることなどの報酬を与えて，その行動を増やす）などがある．

　認知療法とは，ある事柄に対する本人の考え（認知）を修正する方法である．事実よりも過大解釈したり過小評価をすることは「認知の歪み」と言われており，これらを事実に沿った肯定的な考えに置き換えていくことを目指すものである．たとえば，うつ病の人は，自分の失敗を過大に解釈し，自分の長所を過小に評価したり，少しでもミスがあれば完全な失敗と考えることなどの「認知の歪み」があることから，これを肯定的な考えに変えていくものである．

◆認知行動療法における治療戦略

　認知行動療法では，まず，患者がどのような生活環境のなかで（環境），どのような行いや言動をし（行動），どのように考え（認知），どのような感情や情緒をもち（感情），どのような身体の変化が出ているか（身体）という患者の訴えを整理することから始まる（**図1**）．

　治療の際には，コントロール可能な認知と行動に焦点を当てて，訴えの改善を目指す．訴えを整理する際には，きっかけが何であるかを考え【先行刺激】，どのような問題や症状が生まれ【反応】，患者にとってどのような結果になっているか【結果】という3つの要素の関連性を明らかにする必要がある．

　同時に，たとえば，痛みのことを気にしすぎること【注意の増大】や，痛みはなくせないと諦めていること【コントロール可能性の減少】のように，症状を長引かせている要因【維持要因】も明らかにする．これは機能分析と言われ，認知行動療法の治療戦略を立てる際に実施されるものである（**図2**）．

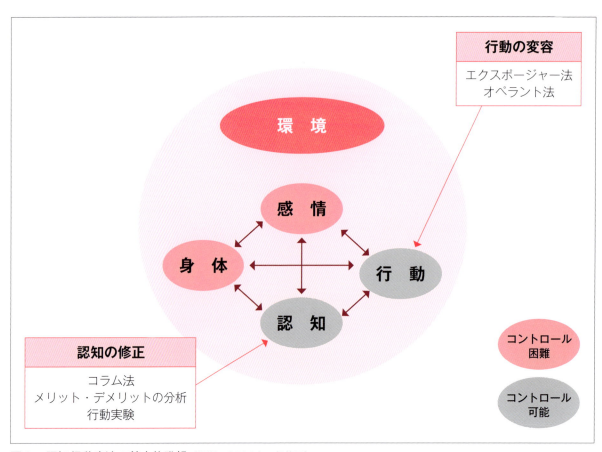

図1　認知行動療法の基本的発想（坂野，2011を一部修正）

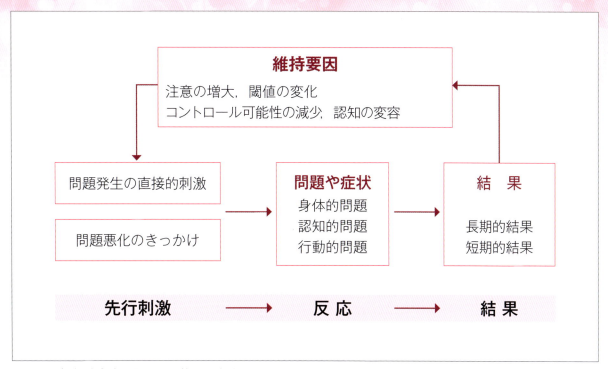

図2 認知行動療法による問題整理の方法（坂野，2011を改変）

　社交不安症の患者は，「人に変な目で見られているのではないか？」「人に悪く思われているのではないか？」【先行刺激：問題悪化のきっかけ】などと，他人の自分への評価を気にしすぎてしまう傾向にある．その結果，人混みの中で【先行刺激：問題発生の直接的刺激】，緊張が強くなり，心臓がドキドキしたり，冷や汗をかいたりするので【反応：身体的問題】，人混みを避ける傾向が出てくる【反応：行動的問題】．人混みを極力避けることで安静を保てることに気がつくと【結果：短期的結果】，人混みに入らざるを得ない環境，たとえば通勤の電車やバスに乗ることをますます避け【反応：行動的問題】，生活に支障をきたすこととなる．そして，「やっぱり自分は変な目で見られているんだ」という考えが強くなる【維持要因：認知の変容】と，人混み以外でも人と接することを避けるようになる【維持要因：閾値の変化】といった状態である．このようにして患者の訴えを整理し，それに対して治療戦略が立てられる．

　治療の際には，患者自身が整理された訴えを理解するための心理教育がなされ，患者と治療者が共同して問題を解決するための具体的な目標を決めていく．その際，主にコントロール可能な認知と行動の問題を解決するように目標を設定していく（**図1**）．前述の社交不安症を例にとると，「人混みを避ける」や「電車・バスを避ける傾向を変える」という行動的問題に対してエクスポージャー法を応用するとともに，「人に変な目で見られているのではないか」「やっぱり自分は変な目で見られているんだ」という認知的問題に対して認知の修正を行い，訴えの改善を目指す．

◆オペラント法

　オペラント法は，随伴性マネジメントとも呼ばれ，認知行動療法の機能分析（問題を整理した結果）をもとに（**図2**），行動をコントロールする方法である．

　行動の後に褒められたり気分が良いなどの良い結果が与えられると，行動の頻度は高まる．たとえば，子どもが歯磨きをして褒められるような，行動が本人に利益を及ぼすことで頻度が高まり，これは正の強化と呼ばれている（**図3**）．また，歯磨きにより口の中の不快感が減少するような，行動が本人の不利益を減少させるものでも行動の頻度は高まり，これは負の強化と呼ばれている（**図4**）．

　一方で，行動の後に，怒られたり気分が悪いなどの直接的に不利益が与えられると，行動の頻度は低下する．たとえば，歯磨きをしないと怒られるような，本人にとって不快なことで頻度が低下し，これは正の罰と呼ばれている（**図3**）．また，余暇を削って歯科医院に行くような，利益が損なわれる状況で行動の頻度は低下し，これは負の罰と呼ばれている（**図5**）．

　行動をコントロールする際は，罰を使って問題となる行動を減らすよりも，別の行動に報酬（利益）を与えて増やすことのほうが容易である．たとえば，歯磨きをしない患者を注意するよりも，歯磨きができた時に褒めることのほうが事態を好転させやすい．また，その際，「歯磨きをしましょう」とポスターに掲示することや頻繁に声をかけることなどの先行刺激を増やすことは，その行動を増やすきっかけにもなり，これはプロンプト（手がかり）と呼ばれている．さらに，実行可能な身近な目標を立て徐々に目標を高めていくような工夫も，行動を増やすきっかけになり，スモールステップと呼ばれている．

　反対に，報酬（利益）が行動の問題を引き起こしている場合には，行動が生じても報酬（利益）を与えないことで行動の頻度を減らすことができ，これは消去と呼ばれている．たとえば，母親の注意を引こうとして指しゃぶりをしている子どもには，母親が必要以上に注意を向けないことで，指しゃぶりの頻度は減少していく．その際，子どもがさらに注意を引こうとして，指しゃぶりの頻度を増やすことがあり，これはバースト現象と呼ばれるものであるが，注意を向けない行動を持続することによってその頻度は徐々に減少していく．

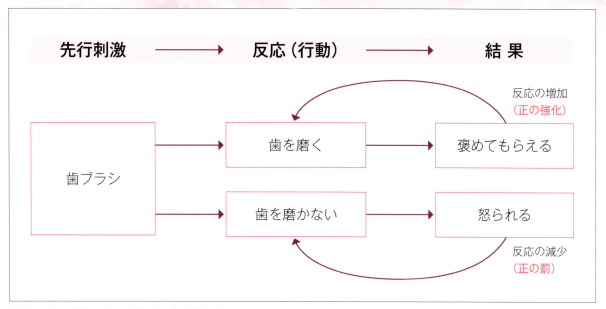

図3　正の強化，正の罰に基づく行動分析

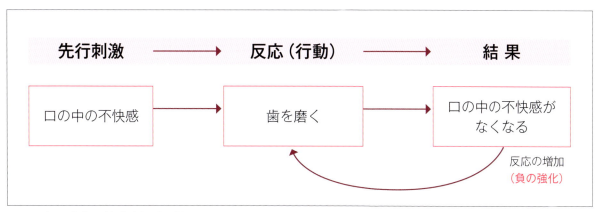

図4　負の強化に基づく行動分析

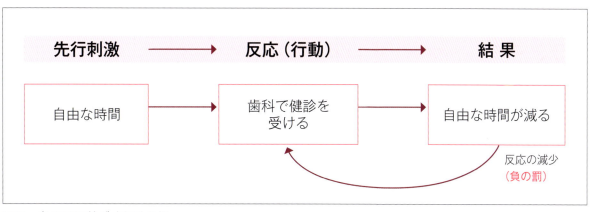

図5　負の罰に基づく行動分析

エクスポージャー法

　エクスポージャー法とは，恐怖を除くために，少しずつ恐怖を体験させることであり，不安や恐怖をランクづけして，不安や恐怖のランクの低いものから少しずつ体験させるものである．

　歯科恐怖症を例に解説する．歯科恐怖症のために治療を避けてしまう患者の機能分析を**図6**に示す．歯科治療に恐怖を抱いている患者は，歯科治療を受けようとすると強い不安を感じるために，歯科治療を避ける，いわゆる回避行動が生じてしまう．歯科治療を避けると，感じていた強い不安から解放されるために，次の機会でも回避行動が生じやすくなる．回避行動を減少させるために，エクスポージャー法が用いられる．

　エクスポージャー法は，恐怖を抱いている場面や刺激を回避せずに直面化することで恐怖反応を緩和する方法である（**図7**）．歯科治療に対する回避行動をとることによって非常に強い不安は短期的に減少するものの，歯科治療に対する恐怖感は残ってしまい，根本的な解決にはならない．エクスポージャー法では，回避せずに恐怖場面に一定の時間とどまることによって，高まった不安が徐々に減少することを新たに学習していく．このような体験を繰り返すことによって，次第に不安を感じさせないようにする．

　エクスポージャー法の実施方法には，非常に強いレベルの不安を感じる場面を最初から経験するフラッディング法，体験する不安のレベルを徐々に上げていく段階的エクスポージャー法，またエクスポージャー法にリラクセーション法を組み合わせた系統的脱感作法がある．リラクセーション法は，身体的緊張の緩和をはかることで，心の緊張の緩和を目指す方法である．実施するエクスポージャー法の種類を決定するためには，不安階層表の作成が不可欠である．不安階層表は，体験する不安の強さを数値化したものであり（**表1**），恐怖を最も強く感じる場面を100として，恐怖の弱い場面から強い場面を整理したものである．段階的エクスポージャー法では，不安階層表を用い，不安が極度には強くない状況（恐怖の程度が30〜60）を用いて練習が行われる．エクスポージャー法を繰り返し不安が減少すると，より恐怖の程度を強くした状況でエクスポージャーが行われる．

Introduction 認知行動療法って何?

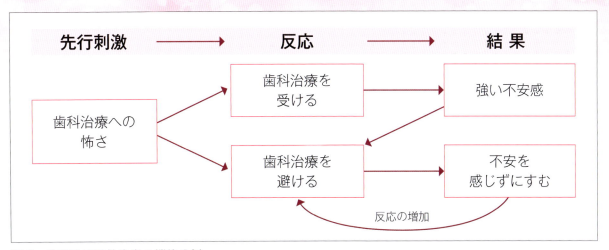

図6　歯科治療恐怖患者の機能分析

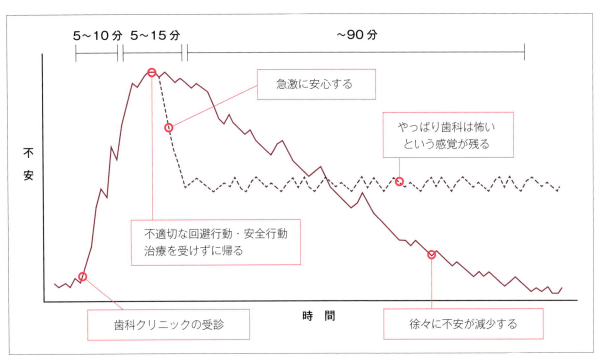

図7　エクスポージャーおよび回避行動による不安の変化

表1　歯科治療恐怖での不安階層表

歯科治療に関連した恐怖場面	恐怖の程度	歯科治療に関連した恐怖場面	恐怖の程度
歯科医院のHPを確認する	20	チェアに仰向けになる	65
歯科医院に予約の電話をかける	25	口をあける	70
歯科医院の入口まで行く	30	口の中を検査される	80
歯科医院の受付に行く	40	歯を削られる	90
待合室で待つ	50	麻酔を受ける	95
チェアに座って歯科医と話す	60	抜歯をする	100

◆認知の修正

　認知の修正とは，ある事柄に対する本人の考え（認知）を修正する方法であり，認知的再体制化とも呼ばれる．事実よりも否定的に過大解釈したり過小評価をすることは「認知の歪み」と言われており，これらを事実に沿った肯定的な考えに置き換えていくことを目指すものである．

　口腔乾燥症を例に解説する．口腔乾燥を訴える患者の機能分析を**図8**に示す．口腔乾燥を訴える患者が口腔乾燥は簡単に克服できると考えられれば，気持ちは前向きになり，治療に積極的に向き合えるが，治らないものと考えてしまうと，気持ちは沈み，治療に消極的になり通院さえしなくなってしまうことがある．このように，状況に対して行動が否定的になる場合には，その背景に認知の歪みのある可能性が高い．代表的な認知の歪みを**表2**に示す．認知の歪みがある場合には，その状況を患者が現実に沿って解釈できずに，否定的に考えてしまっていることがある．たとえば，口腔乾燥症における「過度の一般化」とは，口腔乾燥症の症状は治らないものとして捉えてしまう認知の歪みである（**表2**，**図8**）．認知の歪みを整理し患者に示すことで，自らの考えの誤りの理解が可能になる．

　患者の認知の歪みを修正する方法に，コラム法，メリット・デメリットの分析，行動実験などがある．

　コラム法は，問題を整理し，構造化して認知の修正を行うものである（**表3**）．状況や考えなどを，患者自身が紙面に書き出すことによって，患者が認知の歪みを理解し，修正することができるようになる．コラム法でのコラムは次の項目からなっている．①状況：症状が辛くなった時の状況を具体的に書き出す．②気分：その状況での気分を「不安」「憂うつ」などの言葉を用い，その強さを％で表す．③自動思考：その気分に陥った時の自分の具体的な考え，イメージを書き出す．④根拠：なぜ，そのようなイメージをもったのかを書き出す．⑤反証：自動思考と矛盾する事実がないかを検討する．⑥適応的思考：自動思考とは違い発想転換するような考えや，新しい情報を取り入れた現実に沿った考えを書き出す．

　メリット・デメリットの分析は，否定的な認知と否定的ではない認知とを比較しながらそれぞれのメリットとデメリットを明らかにする方法である（**表4**）．たとえば，「口の乾きの症状が治らないなら，何も楽しめない」という否定的な自動思考と「症状は良くならなくても充実した生活は送れるかもしれない」という新しい自動思考を比較することによって，否定的な自動思考よりも新しい自動思考のほうがメリットが多いことを理解させるものである．

　行動実験とは，患者が抱いている否定的な認知を，実験を通して修正していく方法である（**表5**）．たとえば，「口の乾きの症状が治らないなら，何も楽しめない」という否定的な認知をもった患者に，具体的に楽しむ場面として友人に会うことを設定し，そこでの体験を元に，患者の否定的な認知を改善させていくというものである．

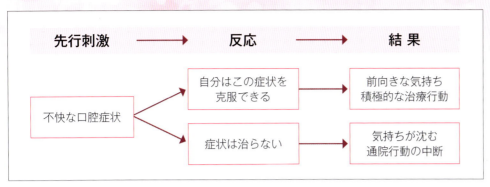

図8 口腔乾燥を訴える患者の機能分析

表2　認知の歪み

全か無かという考え方	ものごとを白か黒かの分け方で考える．1つでもミスを犯せばすべてが台無しになってしまうと考える．
過度の一般化	たった1つの良くない出来事を，そのことが永遠に繰り返すと見なしてしまう．
感情的理由づけ	自分がそう感じるから，それが事実だと思い込み，反する根拠を無視する．
結論の飛躍	根拠もないのに悲観的な結論を出してしまい，事態が確実に悪くなると決めつける．
読心術	誰かが自分について否定的に考えていることがわかっていると思いこむ．
個人化	他者の否定的なふるまいを，自分のせいだと思い込む．
レッテル貼り	根拠を考慮しないで，自分や他者に対して，固定的で包括的なレッテルを貼り，否定的な結論を下す．
肯定的側面の否定	自らの肯定的な経験や長所を過小評価したり，無視する．
心のフィルター	全体像を見る代わりに，一部の否定的な要素だけに過度に注目する．

表3　コラム法の使用例

状況	歯医者で歯ぐきの状態が改善していないことを指摘された
気分 (気分の強さ：0〜100)	不安（90）　ゆううつ（50）
自動思考	歯が抜けてしまうのではないか
根拠	歯周病は歯が抜ける大きな原因と先生が言っていた 歯ぐきから出血することがある
反証	時間はかかるけれど歯ぐきの状態は改善すると説明してもらった 正しい歯磨きの仕方を教えてもらえた
適応的思考	正しい歯磨きを続けていれば，歯ぐきの状態が改善して，歯は抜けにくくなる
気分の変化 (気分の強さ：0〜100)	不安（30）　ゆううつ（20）

表4　メリット・デメリットの分析

〈もともとの考え：症状が良くならないならもうおしまいだ〉

良い点	悪い点
治らなくても がっかりしなくてすむ	将来に希望がもてなくなる 治療を続けたいと思えなくなる 生活自体を楽しめなくなる 周りの人を不快にする

〈新しい考え：症状は良くならなくても充実した生活は送れる〉

良い点	悪い点
ポジティブな気持ちでいられる 日常を楽しもうと思える 周りの人に迷惑をかけない	うまくいかないと辛くなる

表5　行動実験

患者の自動思考：口の乾きの症状が治らないなら，何も楽しめない	
①患者の考え方を仮説として明確にする	口の乾きがあると友人と会っても楽しめず後悔する
②現実的な対立する仮説を設定する	口の乾きがあっても友人と会って楽しめる
③仮説を検証でき，実行可能な方法を考える	口の乾きが強くなる時間帯に友人と食事に出かける
④仮説や対立仮説が正しかった場合に実験で何が起こるか予想する	仮説が正しい場合：食事から帰ってから後悔する 対立仮説が正しい場合：食事を楽しめる
⑤実際に実験を行った場合に何が起こったかを評価し，さらに検討が必要な事項を明らかにする	実際に口の乾きがある時に食事に行ったところ，最初は少し口の乾きが気になったが，途中から会話が楽しくなり，行って良かったと思えた． 食事以外の活動など，状況を変えても同じ結果が得られるか確かめる必要がある

Part 1
歯磨きをしてくれない患者

ケース1-1	やる気はあるが，長続きしない患者
ケース1-2	歯磨きを後回しにしてしまう患者
ケース1-3	親の言うことを聞かず歯磨きをしない小児患者
ケース1-4	セルフケアの必要性を理解してくれない患者

ケース1-1　やる気はあるが，長続きしない患者

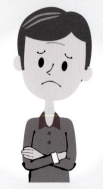

歯肉から出血がある人は将来的に歯が抜けてしまうかもしれないというテレビを観て，自分も出血があるため心配になり来院した．仕事の忙しさもあり，ブラッシングの頻度は少ない状態である．自分のがんばり次第で口腔の状態は改善可能であることを話すと，安心した様子で「今日から歯磨きを頑張ります」と前向きに取り組むことを約束してくれた．

3カ月後に来院した際に，口腔の状態をみてみると，歯肉の状態は改善しておらず，明らかな縁上歯石の沈着も確認された．患者はブラッシングを頑張ろうと，来院後数日は，丁寧なブラッシングを行ったが，続かなかったとのことである．

48歳，男性，会社員（事務職）

医）前回，ブラッシングをすることの大切さを理解していただきましたが，どうですか，できましたか？
患）それが全くできませんでした．

医）なるほど，できなかったのですね．もう少し詳しく教えてください．
患）最初の2日間くらいは良かったんです．ただ，その後はだんだんとやるのが面倒になってしまって….

医）最初の2日間はできたのですね．どのようにブラッシングをされたのですか．
患）口の状態をすぐに良くしたかったので，徹底的にきれいにしようと頑張りました．1回20分くらい歯磨きをしていたと思います．ただ，その後仕事が忙しくて思ったようにやれない時期があって．それ以来あまり歯磨きできていないのです….

医）なるほど，早く良くしたいという気持ちはよくわかりました．最初の頑張りを続けていくためにどうしたら良いか話し合いましょう．
口腔状態を良くするために何か目標を立てましょうか．次回までの目標としてどのようなものが考えられそうですか．
患）前よりもとにかくブラッシングの時間を増やしてみます．

 目標を立てる際のポイントの1つは，具体的にすること．「ブラッシングの時間を増やす」は，曖昧であるため，具体的に時間を明確にする必要がある．

医）なるほど，そうですね．ブラッシングの時間を増やせると良いですね．どのくらいの時間が目標になりそうですか．
患）前回は20分を目標にしてうまくいかなったので……．15分にしてみます．

医）前回の失敗を生かせているのはいいですね．15分でしたら，仕事が忙しい時でもできそうですか．
患）うーん，難しいかもしれないですが，とにかく頑張ってみます．

前回は，仕事が忙しい時期にブラッシングの実施が難しくなっていた．同様の失敗を繰り返さないために，事前に仕事が忙しい時でもできるかを質問することは重要である．

> **高すぎる目標では，目標を達成する可能性が低くなり，結果として実行すべき行動が減ってしまう場合もある．適切な目標を設定するためには，普段のブラッシング時間を確かめる必要がある．**

医）ブラッシングの時間を長くすることは非常に良いことですが，目標が高すぎるとブラッシングが嫌になってしまう場合もあります．仕事が忙しい時，ブラッシングはどのくらいの時間できていましたか．

患）3分から5分くらいでしょうか．そう考えると20分のブラッシングは忙しい時は難しいかもしれません．

医）そうですね．7〜8割くらい達成できる目標が，続けやすい目標だと思います．何分くらいならできそうですか．

> **目標が達成できたという経験は患者のモチベーションになる．そのため，目標は，達成のしやすいように設定する必要がある．**

患）7〜8割ですと…．3分くらいでしょうか．でもそんな短い時間できれいに歯磨きできるものでしょうか．

医）そうですね．20分よりもだいぶ短いですからね．実際に3分でどのように磨けば良いか一緒に確認しましょう．今日は歯ブラシは持ってきてくれましたか．

> **目標となる行動をしやすくするためには，目標を具体的に設定する必要がある．ブラッシングの場合は，実際のやり方を一緒に確認することで，できる感触をつかんでもらう．**

〜〜ブラッシングを3分で行う手順を確認する〜〜

患）なるほど，こつをつかめば3分でもだいぶきれいに磨けそうです．これでやってみます．

医）慣れてきたら，少しずつ時間を増やして，歯間ブラシなども使えるようにしていきましょう．

> **目標設定は患者自身にしてもらったほうが成功率が高まる．医療者主導で決めるのではなく，患者自身に決めてもらうことが重要である．**

> **長期的に安定して口腔状態を良好に保つためには，身近な目標を立て少しずつ目標を上げていくことが重要であり，このような目標の立て方はスモールステップと呼ばれる．スモールステップでは，目標が低くても実施可能なものが優先される場合もある．**

ケース1-2　歯磨きを後回しにしてしまう患者

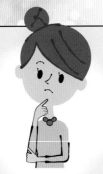

歯科クリニックには継続して通っており，口腔ケアの重要性を理解し，セルフケアを行っていきたいと考えてはいる．しかし，ブラッシングをせずに就寝してしまうことがたびたびあり，歯科医師や歯科衛生士からも，頑張るよう励まされている．患者は，ブラッシングをしないで寝てしまう自分が嫌になっている．

24歳，女性，会社員（販売職）

日常生活の様子を客観的に把握する場合，記録をとることが有効である．これをセルフモニタリングという．記録のために，専門の用紙を作成することもあるが，本例のように，手帳や日記，カレンダーなど日常にある道具を用いて記録をとる場合もある．

医）前回来院されてから今回までブラッシングは，うまくできましたか？
患）やろうと努力したのですが，やらずに寝てしまった日も結構ありました．
医）なるほど，うまく行かない日があったのですね．ブラッシングができた日とできなかった日の割合はどのくらいですか？
患）2割くらいできない日があったでしょうか．前回，先生にも歯科衛生士さんにも，あれだけ励ましてもらったのに，できていない自分がなさけないです．何ででしょうかね…．実はどこかでやりたくないって思っているのでしょうかね……．

医）ブラッシングをやりたいと思っているのに，思うようにできないと嫌になってしまいますよね．何が問題なのか，何かうまく工夫はできないか，一緒に考えてみましょう．まず，ブラッシングをできた日とできなかった日に違いはありませんでしたか．
患）そう．前回の先生のアドバイス通りにブラッシングができた日とできなかった日を手帳に記録しました．

患）（手帳を取り出して，確認しながら）えーと…何か違いってありますかね．強いて言えば，ブラッシングできていない日は夜に外でご飯を食べているということでしょうか．

患者とやりとりをする際には，具体的な体験を話してもらうと，正確な状況を把握することができ，解決策も見つけやすい．

医）夜に外食をしている日は，ブラッシングができない日が多いのですね．何か，ブラッシングがうまくできないことと関連していることを思いつきますか？
患）何でしょうか．ちょっと思いつきませんね．

医）では，最近ブラッシングができなかった日を具体的に思い出してみましょうか．一番最近ブラッシングできなかった日はいつですか．
患）おとといです．友人と食事にいって，あの日は確か，夜の10時くらいに帰ってきたと思います．その日は歯磨きをせずに，そのまま寝てしまいました．

患者の生活に応じた解決策を考えるためには，患者の行動が具体的に把握できるように，詳細な聴取が重要となる．

医）なるほど．では，帰ってから寝るまではどうしていましたか？
患）家に帰ってきたら，寝室でタブレットを見ていました．そしたら，疲れていたのか，うとうとして寝てしまって．

医）ベッドでタブレットを見ていると，眠くなりますよね．タブレットを見るまでには何か他にやっていることはないですか？　着替えとか，トイレとか．

18

Part 1 歯磨きをしてくれない患者

患）あぁ、おとといはトイレを我慢していたので、まずトイレに行きました。その後で、持って出ていたカバンを寝室において、部屋着に着替えて、洗濯物を洗濯かごに入れました。その後、寝室に行ってタブレットを見ました。

医）タブレットは、いつもどこに置いてあるのですか？

患）ベッドの枕元に置いてあります。

医）タブレットはベッドで寝ながら見ているのですか？

患）いえ、ベッドで座りながらですね。タブレットを見ながらいろいろなことをやっています。化粧を落としたり、とか。

医）お化粧を落とすための道具も寝室にあるのですね。

患）そうなんです。帰ったら疲れていることが多いので、ベッドに座ったらそこでいろいろできるようにしてしまっているんです。

医）わかります。疲れている時は、ベッドとかソファとかゆっくりできるところから動きたくないですもんね。ただ、こうなってしまうと、なかなか歯磨きを始めるのは大変そうですね。

患）ええ、そうなんです。やっぱり私の怠けたいっていう性格の問題なのですかね。すぐにベッドに行きたくなるんですよ。

医）私でも同じ状況でしたら、そこから動きたくないですよ。お腹が減っている状態で、目の前においしい料理があったら、どんな人でも手を出してしまうでしょう。性格の問題ではないでしょう。

患）そうなんでしょうか。

医）ご自身の性格や気持ちを変えようとすることも大切かもしれませんが、それだけでやりとげるのが困難なことも多々あります。自分の家の中での環境を上手に変えることでブラッシングがやりやすくなるかもしれません。歯磨きをするのは洗面台でしたよね。ベッドではなく、まず、洗面台に行くきっかけを増やしてみましょうか。

患）どういうことですか？

医）たとえば、今はタブレットを寝室で見ていますが、それを洗面台で見るような習慣にすることはできませんか。

患）洗面台でタブレットですか…。座ってなら、やれそうな気がしますけど。

医）なるほど。でしたら、イスを洗面台に用意しておくのはどうですか。それ以外に、ベッドに行かず、洗面台に行くきっかけは何かありませんか。寝室で帰宅後にやっていることで、洗面所でできることはないですか。

患）寝室でしてしまっている化粧落としを洗面台でするようにするとか？

医）いいですね。他にはありませんか？

患）洗面所で着替えをするようにするといいかも。外出前に部屋着を洗面所に置いておきます。

医）あ、いいですね。それでは今話したことをやってみて、歯磨きがやりやすくなるか試してみてもらえますか。うまくいきそうなら続けてみてください。
それから、他にも歯磨きをするための工夫がないか考えてみてください。まず、洗面所に行くようになって、すぐにはベッドに行かなくなるような工夫ができれば、よりいいのですが。

> 本ケースでは、患者が帰宅後ベッドにとどまってしまうことが、ブラッシングを行うことを妨げていると考えられる。そのため、寝室にとどまるような望ましくない行動につながるきっかけは少なくすることが重要であり、この方法は刺激統制法と呼ばれる。また、刺激統制法を行うとともに、歯磨きを行う洗面台につながるきっかけは増やしていく必要がある。

> 患者は帰宅後にタブレットを見ることが日課になっているため、タブレットを寝室から遠ざける必要がある。

> 寝室にいるきっかけをなくすだけでなく、そのきっかけを洗面台に移すことによって、洗面台で過ごす時間を増やすことができる。

> 患者が自ら問題に取り組むようにしていくためには、取り組みの目的を共有し、患者自身が目標を修正、決定できるように促すことが重要である。

ケース1-3　親の言うことを聞かず歯磨きをしない小児患者

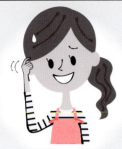
母親：34歳

乳歯に複数の齲蝕があり，プラークの付着も認められるため，ブラッシングの重要性を何度か説明しているものの，明らかな改善はみられていない．ブラッシングを促すために，母親に説明を再度行うこととなった．

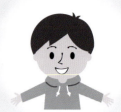
息子：7歳

> **❗** テレビを観る行動は，歯ブラシのある場所に行くことと両立しづらいため，テレビがついていることがブラッシングの実施を妨害していると考えられる．

医）おうちではお子さんは歯磨きをしてくれないのですね．
母）ええ，やってくれる時もあるのですが，やってくれない日もあります．
医）今日はそのあたりをじっくり話し合わせてください．歯磨きをしてくれないのはどのような時ですか？
母）そうですね…．あの子が食事の後にテレビを観始めてしまうと，歯磨きをしない時が多いように思います．
医）テレビを観ている時ですね．自分からは歯磨きをしないのですか．

> **❗** ブラッシングを促すための声かけをするように，何かの行動を促す手がかりを増やすことは重要である．この手がかりはプロンプトと呼ばれている．プロンプトとして声かけを用いることは良い関わり方であるが，声かけの仕方を誤ると注意することや怒ることにつながりかねないので注意を要する．

母）自分からはしないですね．私がいつもやりなさいと促しています．
医）そうですか，いつも声かけをしてくださっているのですね．それですんなりやってくれますか．
母）いえ，何度促してもやってくれないので，私が怒ってしまって，最終的に息子が「今やろうとしてたのに！」とふてくされてしまいます．ひどい時は歯磨きをしないで寝てしまう日もあります．私も正直困っています．

医）いつも頑張っているのですね．まずは，お子さんに声をかける場面が大事だと思います．どのような時に声かけをしていますか．
母）いつも食事の後で，私が家事をしながら声をかけています．食器を洗いながら声をかけていることが多いように思います．
医）お子さんはお母さんの声かけには気づいているようですか．
母）返事はしていますが，生返事のように思います．
医）お子さんはテレビに集中しているのでしたね．そうであれば，声をかけても本当に聞いてはいないかもしれませんね．声かけは，お子さんに歯磨きを行ってもらうきっかけを作ることですが，このままですと，きっかけにはなっていませんね．

> **❗** ブラッシングを促す刺激をうまく機能させるためには，患者がその刺激に気がつくことが大前提となる．

母）それはありますね．ですから，いつも大きな声で何度も声をかけています．
医）確かに声をかけても反応してくれないと，大きな声を出してしまいますよね．それで，大きな声で何度も声をかけると，お子さんも怒り出してしまうわけですね．
母）はい，そうです．どうしたらよいでしょか．
医）声をかける時には，家事の手を止めてお子さんの近くに行きましょう．お子さんの目

Part 1　歯磨きをしてくれない患者

> 子供の抵抗感を減らすためにも，プロンプトを含めたルールを子供とあらかじめ決めておくことは重要である．

線がこちらにくるように，お子さんの顔の前で，しっかり歯磨きに行くことを伝えてください．

母）なるほど，きちんとこちらの言っていることがわかるようにするのですね．
医）そうです．それに加えて，テレビも消すとよいでしょう．ただ，夕食後にいきなり消してしまうと，お子さんは怒ってしまうと思いますので，夕食後に歯磨きが終わるまではテレビはつけない，とあらかじめ約束をしておくとよいと思います．

> 子供が進んでブラッシングを行うと，母親が積極的に関わらなくてもよくなることが多い．しかし，ブラッシングを継続して行ってもらうためには，この時に褒めること（報酬を与えること）が重要である．

母）わかりました．やってみます．
医）それから，お子さんが歯磨きに行ってくれた時は，お母さんは何をされていますか．
母）行ってくれた時は…．家事を続けています．
医）ではその時は，お子さんのそばにはいないのですね．歯磨きが終わった後，お口の中を確認してあげていますか？
母）いいえ，そのままです．
医）これからも歯磨きを続けてほしいのであれば，歯磨きをした後にすぐに褒めてあげることが大切です．やってほしい行動をしたらすぐに褒めると効果的だと言われています．

> 褒めるまでに時間があると他の要因が入り込み，褒めたことの効果が弱くなることが知られている．

母）歯磨きの時，近くにいてすぐに褒めたほうがよいのですね．
医）家事も早く終えたいでしょうから，少し負担ですよね．ただ，声をかけて聞いてくれず，お互いに怒ってしまうようなことを考えれば，それほど負担にもならないと思いますが，いかがですか．
母）確かに，怒鳴り合っていることに比べたら楽かもしれません．褒められるように頑張ってみます．

> できないから怒ってしまう悪循環から抜け出すためには，できたから褒めるのではなく，褒めるために目標を下げるという考え方が重要である．

医）やってくれないといらいらするのは，それくらいやってほしいとこちらが思っているからですよね．最初はあまり多くを期待せずに，必ず褒められるような状況を考えるのがよいと思います．声をかけるというのもそうした工夫の1つです．
母）なるほど，こちらから褒められる状況を作っていくのですね．
医）そうです．他にも工夫の仕方はいろいろあるかと思いますので，ご自身でも気がついたところは試してみて，私に教えてください．
母）わかりました．やってみます．ところで，こういう工夫はいつまで続ければよいでしょうか．ずっと続けるのは大変そうで….

> 手がかり（プロンプト）をそのまま残すと，これがないと行動できない状態を作ってしまう可能性がある．そのため，手がかりを少しずつなくしていくことが重要であり，この工夫はフェイディングと呼ばれる．

医）お母さんがお子さんの顔の前で声かけをするのは，必ず歯磨きをしてくれるようになるまではやったほうがよいでしょう．それができるようになったら，お子さんが一人でもできるように少しずつ工夫していきましょう．たとえば，声かけの仕方でしたら，顔の前で声をかけていたのを，肩を叩く，近くまで行って声かけをする，遠くから声かけをする，など少しずつ変えていくのがよいと思います．

母）できるようになったら少しずつやめてよいのですね．そう思ったら少し楽になりました．
医）それでは，どのような様子であったか，次回教えてください．

ケース1-4　セルフケアの必要性を理解してくれない患者

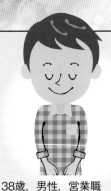

歯周炎が認められるため，ブラッシングを中心としたセルフケアを行うよう伝えているものの，受診のたびに歯石が認められ，歯周炎の状態も改善していない．あらためてセルフケアの必要性を説明するとともに，セルフケアを行っていくためにどうしたらよいかを話し合うこととなった．

38歳，男性，営業職

> 患者の行動を変化させられるかどうかを判断する際には，患者が自分のその行動を変える自信があるかどうかを判断する必要がある．この行動を変えられると思う「自信」のことはセルフエフィカシー（自己効力感）と呼ばれる．

医）お口の様子を見せていただきましたが，歯石や磨き残しが少し目立ちました．今のお口の状態について，ご自身ではどのように思っていますか？

患）毎日歯磨きはしていますが，衛生士さんに教えていただいたように丁寧にはできていないかもしれないので，しょうがないのかな，と思います．

医）なるほど．丁寧に歯磨きするというのは難しいですか．

患）はい，正直難しいように思います．毎日できないわけではありませんが，仕事や子供のことで忙しくて，どうしても後回しになってしまいます．

医）確かに，毎日忙しいなかで歯磨きに使える時間は限られているかもしれませんね．お口自体の状態についてはどうですか．歯石も目立っていて，以前からある歯肉の腫れも続いているのですが….

> 行動を変化させられるかどうかを判断する際のもう1つ基準は，患者がその行動を変化させることに重要性を感じられているかという点である．

患）先生や衛生士さんにしっかり歯磨きするようにいつも言われていますので，このままではいけないとは思っています．口の中をきれいにしたほうがよいのはわかっているのですが，それが本当に大切だと心の底から思えていないというか….

医）なるほど，お口をきれいにしたいとは思っているものの，それほど強く思っているわけではないのですね．どうして，それほど強くは思えないのでしょうかね．

患）あまり困っていないからですかね．症状がないので，そこまで頑張らなくてもよいというふうに思っているのかもしれません．

> 行動を実施することへの自信（セルフエフィカシー）や重要性の認識に不十分な点がある場合，行動の変化を求めても失敗したり，治療者と患者の関係が悪化する可能性があるため，重要性を認識させ，自信を向上させることが優先される．

医）なるほど，歯磨きの必要性をそこまで感じていないのですね．本当に必要性を感じたら少しは気持ちが変わりますか？

患）そうかもしれませんね．

医）わかりました．それでは，今日はどうしてお口をきれいにすることが大切なのかをじっくりお話ししてもよろしいでしょうか．

患）はい，お願いします．

> 行動変化の重要性を高めるためには，現在の悪い状態を続けた場合にどのような問題が生じるかを，さまざまな観点から整理することが重要である．

医）お口がきれいに保てないと歯周炎になります．歯周炎がひどくなると，どのようになるかご存じですか．

患）テレビのCMで歯が抜けると言っていた気がします．あと，口の中の健康は他の

Part 1 歯磨きをしてくれない患者

病気にも影響するということもテレビ番組で見たような….

医）そうですね，歯周炎は，歯が抜けてしまう大きな原因の1つですし，糖尿病や心臓病など他の病気にも悪い影響があることが知られています．このようなことをご存じでも，歯磨きの必要性はあまり感じないのですね．

患）そうかもしれません．歯が抜けると言われても，今のところぐらぐらもしていないし，身体も何も問題ないのでいまいちピンときません．

> 重要性を話し合う際には，一般論を伝えるよりも，その個人の背景を考慮し，本人が興味をもてる事実（健康面，金銭面，他者への影響など）との関連性を話し合うことが効果的である．

医）なるほど，ご自身の今の状況とあまりつながらないのですね．もう少しご自身に関連することを考えてみましょうか．歯周炎がひどくなったら歯科への通院はどうなりそうですか．

患）頻繁に行かなくてはいけないのでしょうね．毎週通うとなったら仕事もあるので大変ですね．きっとお金もかかりますよね．

医）そうですね．それは大きな負担かもしれませんね．お口の状態にもよりますが，数カ月以上通うことも十分考えられます．お子さんはいらっしゃいましたよね．

患）ええ，7歳と4歳の子供がいます．

医）歯を失う人は50歳前後からだんだんと増えてきます．50歳くらいですと，ちょうどお子さんが大学生の頃でしょうかね．

患）金銭的に一番厳しい時期かもしれませんね．その時期に歯のことで必要以上にお金を使いたくないですね．

> 行動の重要性を理解してもらう際には，現在の状態を続けた場合の危険や負担に焦点を当てて話し合うことが重要である．

医）確かにそうですね．それでは歯磨きを頑張って，口をきれいに保つことを考えてみてはいかがでしょうか．

患）口をきれいに保てたら歯科医院に長期間通う必要はなさそうですね．歯磨きが大変といっても，そこまで時間の負担にはなりませんし，もちろんお金もかからないですね．

医）そうですね．口をきれいに保つことのほうが，金銭的，時間的な負担は少ないかもしれませんね．それ以外にも歯周炎を悪化させないで口をきれいに保つメリットはありそうでしょうか．たとえば，口臭予防など…．

> 行動の重要性を理解してもらう際には，望ましい行動を行った場合の利点に焦点を当てて話し合うことが重要である．

患）子供からくさいと言われたことがあります．口臭はなくせたらうれしいですね．口をきれいに保つと口臭も変化しますか？

医）口臭の多くは口の中をきれいに保てば改善します．口臭の改善は1つの目標になりそうですね．

患）はい，そうですね．先生と今日話し合って，前よりも口をきれいに保つ気持ちが強まりました．

医）それはよかったです．口の中をきれいに保つために，丁寧に歯磨きをする必要がありますが，その際，何か難しい点はありますか．

> セルフエフィカシーを高めるためには，行動を起こす際に障壁となっている事柄に着目し，その解決方法をあらかじめ話し合うことが効果的である．

患）どうでしょう．先生と話をして，やる気が出たので，問題なくできるのではないかと思います．

医）わかりました．そうしましたら，次回まで丁寧な歯磨きに挑戦していただき，もし難しいところがありましたら教えてください．

4つのケースを認知行動科学の視点で分析する

やる気はあるが，長続きしない患者

　歯磨きをしてくれない患者のなかには，やる気はあるが長続きしない患者がいる．こうした患者は，設定する目標が高すぎるためにセルフケアの改善がうまくいかない場合がある．改善を急ぐあまり目標を高く設定してしまう傾向は患者のみならず医療者にもよくみられる．

　このような状況を避けるためには，①具体的な目標を立てる，②実行可能な目標を立てる，③患者自身に目標を立てさせる，などのさまざまな工夫が必要である．たとえば，あいまいな目標を設定すると具体的に何をどのようにすれば良いかが明確でないため，実際に行動が生起する確率は低くなるが，具体的な目標を設定することで患者は何を行えば良いかが明確になる．また，高い目標を目指すことはすばらしいことであるが，患者本人にとって難易度が高すぎる場合は結果として実施率の低下に結びついてしまう可能性がある．高すぎる目標を設定するよりも，不十分な目標であっても実施が十分に可能な目標を設定し，モチベーションを高めながら徐々に目標を理想に近づけていくスモールステップが重要である．

　本ケースは，そうした目標設定にまつわる工夫を，ブラッシングによるセルフケアに応用した具体例である．

歯磨きを後回しにしてしまう患者

　歯磨きをしてくれない患者のなかには，歯磨きを後回しにしてしまう患者がおり，医療者だけでなく，患者自身も，自分の性格や，やる気のない自分を問題視してしまうことがある．

　このように，望ましい行動があまりとられない背景には，優先される行動が他にあったり，望ましい行動がとりにくい状況になっているなど，患者を取り巻く環境に問題のあることが多い．このような環境の問題を解決する方法の1つに，刺激統制法がある．刺激統制法とは，減らしたい行動のきっかけとなる刺激をなくすことによって，減らしたい行動を生じにくくする方法である．

　本ケースは，こうした刺激統制法に関する工夫をブラッシングのセルフケアに応用した具体例である．

ケース1-3 親の言うことを聞かず歯磨きをしない小児患者

　歯磨きをしてくれない小児患者のなかには，親の関わり方に問題があり，親にいくら言われてもブラッシングをしない者がいる．

　望ましい行動を増やしていくためには，褒めること（報酬）が基本になる．そのために，声かけのような手がかり（プロンプト）を効果的に用いるとともに，ブラッシングしたらすぐに口の中を確認してあげるような望ましい行動の後すぐに褒められるような環境にしておくことが重要である．また，ブラッシングが安定してできるようになったら，プロンプトを少しずつ減らしていくフェイディングを行う必要がある．

　本ケースは，周囲の関わり方から生じた悪循環を改善させるためのプロンプトの提示の仕方や褒め方の工夫を示した具体例である．

ケース1-4 セルフケアの必要性を理解してくれない患者

　歯磨きをしてくれない患者のなかには，セルフケアの一般的な重要性を伝えても，その必要性を理解しない患者がいる．

　こうした患者では，行動の変化を求めてもうまくいく可能性は低い．そのため，患者に関連した情報に焦点を当て，現在の状態が続いた場合にどのようなリスクや負担が生じるか，セルフケアを行う選択をした場合にどのような利点があるか，セルフケアを行う際の問題点をどのように解消できるか，という点を整理することが効果的である．

　本ケースは，セルフケアの重要性を認識してもらい実行に移していく際の工夫を，実際の訴えに応用した具体例である．

Part 2
治療に納得してくれない患者

ケース2-1	症状に関する説明を長々求める患者
ケース2-2	薬の使用をやめられない患者
ケース2-3	口臭を執拗に訴える患者
ケース2-4	外見の問題を執拗に訴える患者

ケース2-1　症状に関する説明を長々求める患者

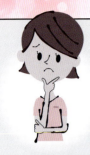

患者の話を親身になって聞いてくれると評判の歯科衛生士さん．最近の悩みは一人の患者との話が診察後に長引いてしまうこと．どうしたらよいかわからず，クリニックの院長に相談したいと考えている．

25歳，女性，歯科衛生士

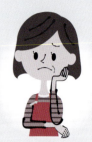

舌痛症を主訴に通っている．症状がいつまで長引くのか不安に思っている．

50歳，女性，主婦

> 患者の訴えが強い場合には背景にさまざまな理由がある．その背景要因に合わせた対応が必要となる．

医）あの患者さんのことでしたよね？　診療後にいつも話を聴いてくれているのですね．

衛）ええ，そうです．先生の治療後に私なりに患者さんへ説明しているのですが，私の説明が悪いのか，現在の状態や今後の治療計画などいろいろと同じことを何度も質問してきます．

医）苦労をかけてしまっていますね．長くなる時はどのくらいかかりますか．

衛）ええと，長い時は30分以上かかる時もあります．

医）結構かかってしまいますね．特にどんな時に話が長引きますか？

衛）どんな時でしょうか…．特に話が長引く時は患者さんがイライラしていることが多いような気がします．

> 患者が話を求める行動は，歯科衛生士が十分時間をかけて話を聴くことが報酬となっている可能性がある．そのため，普段に比べて十分に話をしてもらえないことによって，話を求める行動が過剰に強く表れている可能性がある．この報酬が与えられることによって一時的に行動が増えることはバースト現象と呼ばれる．

医）なるほど，イライラされている時に多いのですね．何か治療に不満があるのでしょうか．

衛）今の症状や今後のことなどが気になっているようでしたが，治療に不満があるということではないようです．そういえば，私が早めに患者さんの話を切り上げようとすると怒り出したことがありました．

医）なるほど，早めに切り上げようとすると怒るのですね．

衛）そうです．突然のことでびっくりしました．そこで話をじっくり聞き直したら落ち着いてくれたのですが…．その時はいつも以上に時間もかかってしまって大変でした．昼休み前や夕方などで時間のとれる時に，じっくり時間をかけて対応して，病状や治療計画等について詳細に説明したほうがよいのでしょうか．

> 十分に時間をかけて話を聴くことは，短期的には患者の満足感を得ることにつながるが，長期的には患者が長々と質問を繰り返す行動をとりやすくなる危険性がある．

医）どうでしょうか…．病状や今後の計画については私からも説明していますので特に問題はないように思います．患者さんはあなたが話をよく聴いてくれるから時間をとってもらいたいのかもしれませんね．

28

Part 2 治療に納得してくれない患者

衛）なるほど，確かに患者さんは「家では旦那さんが全然話を聴いてくれない」と言っていました．

医）そのせいであなたに話を聴いてもらえることがうれしかったのかもしれませんね．

衛）では，私はどうすればよいのでしょうか．

医）患者さんの話を聴くことは悪いことではないのですが，時間を決めて基本的に予約時間以内に終わらせるようにしましょう．もし患者さんが病状や治療法に疑問があり詳しい説明を求めているならば，私が対応するようにします．

衛）それで大丈夫でしょうか．

医）おそらく最初は，患者さんから話を聴いてくれないことへの不満が訴えられるかもしれません．期待していたことをしてもらえないと，誰でも不平や不満を訴えてくるものですが，そのまま期待に応えることをしないと，次第に不満は消えていくものです．ですから今回の場合には，お話を聴くことを時間内で終わらせ，時間外で対応しないことを徹底すれば，やがて訴えはなくなっていくと思います．

衛）先生の言うことはわかりますが，それでは患者さんに対してあまりにも冷たいように思います．たまにはじっくり話を聴いてあげたいのですがどうですか？

医）診療時間外に話を聴かないと決めたならそのルールに基づいて徹底することが重要です．あなただけでなく他の誰かがこのルールを破り，時間外にも患者さんの話を聴いてしまうと，時間外に質問をするような行動が増えてしまい，ますます時間外のお話が長くなり，時間を短縮することが難しくなってしまいます．

衛）そうなのですね．わかりました．ルールどおりにするように意識します．

医）他のスタッフも対応の仕方を統一しないといけませんので，ミーティングで話をすることにしましょう．

衛）でも，先生．やはり対応が冷たいような気がします．何か他にやってあげられないですか．

医）診察後や時間外に話を聴くのではなく，診察前や診察中に意識的に話を聴くようにしてみましょう．そこで話を聴いてもらえたと患者さんが思えれば，それ以上話を聴いてもらいたいと思わないかもしれません．

衛）わかりました．やってみます．

夫が話を聴いてくれないために，他の人に症状を聴いてもらえることを患者は望んでおり，このため歯科衛生士に話す行動が増えてしまった可能性がある．

治療終了後歯科衛生士がいる
↓
質問を行う
↓
じっくり聴いてくれる

ある行動に常に伴っている，患者にとって望ましい結果（報酬）をなくしていくと，やがてその行動はとられなくなる．このように，報酬を与えないことで行動を減らす方法は消去と呼ばれる．

治療終了後歯科衛生士がいる
↓
質問を行う
↓
短い時間での対応

ある行動をとった時に，毎回でなくても，たまに良い結果が付随してしまうと毎回良い結果を伴う時よりも，その（問題）行動はなくなりづらくなる．このような，たまに報酬が与えられる状態は間欠強化と呼ばれる．

患者の行動を改善させるための環境変化を行う際には，スタッフ内で対応に矛盾があると患者が混乱してしまうので，患者にかかわるすべての情報をスタッフ同士で共有し，意志を統一することが重要である．

話を聴いてもらいたいという欲求があらかじめ満たされると，その後の患者からの訴えが少なくなる可能性がある．このように欲求を行動の前に満たすことで行動を生じづらくさせる方法は確立操作と言われている．

ケース2-2　薬の使用をやめられない患者

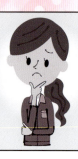
非定型歯痛を主訴に通院している．受診後，抗不安薬のソラナックスを処方され痛みは順調に軽減してきている．ソラナックスは，現在，頓用として処方されており，友人と外出する際や仕事の際に服用している．前回受診時には，ほとんど痛みがない状態であったため，ソラナックスを使用せず過ごしていくことを次回までの目標として共有した．

40歳，女性，パート（介護職）

> 本ケースは，週あたりの服用回数が少ないので，身体的依存が形成されている可能性は低いが，薬物を長期常用している場合は，薬剤に対する身体的依存が形成され，薬剤中断時に離脱症状が生じる場合がある．こうした場合は，薬物を一気に中止するのではなく，漸減させていく必要がある．

> 治療中に思うように患者が目標を達成できないことは多い．失敗を責められていると思う患者も多いことから，失敗自体はそれほど問題ではなく，どう成功に結びつけていくかが重要であることを強調する必要がある．

> 患者の話から不安感が影響している可能性が確認できるため，具体的にどのような点が不安なのかを明確にしていくことが重要である．

> ある行動を起こす背景が明らかになったら，他の状況で同じ行動を起こす際の背景との共通点を探り，治療の方向性を決定する．

> 行動を起こさない（薬を服用しない）場合の変化を把握することは，行動の背景にある状態（不安の強さ）を知るために大切である．

医）前回から今回まで状態はどうでしたか．
患）痛みは全くなく，問題ありませんでした．ただ，薬は飲んでしまいました．やめたいとは思ったのですが….
医）そうでしたか．しばらく薬を飲んでいましたから，簡単にはやめられないかもしれませんね．1週間あたり何回くらい飲んでいましたか．
患）毎日ではありません．平均すると週に2〜3回くらいでしょうか．

医）一番最近ですと，いつ飲みましたか．
患）友人と食事に行く予定があり，その日に飲みました．今の痛みの状態なら大丈夫だと自分のなかでは思えていたのですが．
医）薬を飲んだこと自体は問題ありません．でも，やめようと思ってやめられない背景には何か理由があると思いますので，それを少し探っていきましょう．薬を飲まれた時の状況をもう少し，詳しく教えてもらえますか．
患）友人とランチの約束をしていまして，もし会話している間に痛みが出てきたらどうしようと思って．そう思ったら薬を飲んでしまいました．
医）確かに，せっかくお友達と会われるのですから，楽しく過ごしたいですよね．痛みが出て，お友達との楽しい雰囲気を壊してしまうのが心配ですか．
患）そうかもしれませんね．痛みで雰囲気が悪くなったら申し訳ないという気持ちはあります．

医）薬を飲まれた背景にある気持ちが理解できました．お友達との食事以外で薬を飲まれたのも次の日に大切な用事がある時が多そうですか．
患）そうですね．痛みが出るとまずいかもと思った日に飲んでいますね．
医）そういう時に薬を飲まない決断をするとどうなりそうですか．やはり不安になりますか．
患）不安はありますね．前の日から心配になって，次の日どうなるかずっと考えています．

医）前の日から不安なのですね．当日の外出前も不安は強いですか．
患）そうですね．ずっと痛みが出たらどうしようという考えが頭の中にあって，そわそわ落ちつかない状態が続きます．
医）なるほど，薬を飲まない場合はやはり不安が強いのですね．これでは，薬をやめるのは簡単ではないですね．現在，薬を飲みたくなってしまうのは，

> 薬の服用がやめにくくなることには，薬を飲んだ時と飲まない時の差の大きさが影響を及ぼしている．不安があっても薬を飲まないという選択肢をとってもらうためには，①不安がより弱い場面から飲まないことに取り組んでもらう，②薬の代わりに不安を下げる方法を身につける，の2つがある．

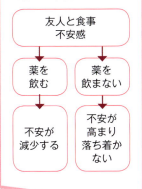

> 本ケースの薬の服用のように，患者は自分の状態を改善させようとしてとっている行動が，長期的にはかえって患者の状況を悪化させている場合がある．こうした行動は安全行動と呼ばれ，悪循環に陥っている患者を理解する際に非常に重要な概念である．

> 実施可能な状況を見つけるためには，不安の強さが異なる場面をできるだけ多く取り上げる．そのため，ホームワークとして，患者に十分な時間をかけてできるだけ多くの想定される場面を示してもらう．

医）不安が影響をしていそうですね．薬を飲むと不安な気持ちはどうなりますか．
患）薬を飲むと少し安心します．きっと大丈夫と思えるのでしょうね．
医）なるほど，薬を飲むと不安が和らぐのですね．今の話を整理すると，ソラナックスは痛みを和らげると言うよりも，不安を和らげる役割が大きそうですね．
患）確かにそうかもしれません．自分では痛みは起きないだろうと頭ではわかっているのに，どうして不安が出てきてしまうのでしょう．
医）確かに不思議ですね．友人と食事をする時に，痛みが生じるかもしれないと身体が覚えてしまっているのでしょうね．

患）ではどうすればよいのでしょうか．
医）不安をなくすための近道はありません．友人と食事をしても痛みは生じないという経験を少しずつ積み重ねていくしかありません．その際に，薬を飲んでいると，薬のおかげで痛みが生じなかったと身体が理解してしまう可能性があります．食事をしても痛みは生じないということを頭の中で理解するためにも，薬をやめたほうが良いと思います．

患）ではやはり薬を飲まないように頑張るしかないですね．
医）確かにそうなのですが，薬を飲まないことに対する抵抗を少なくすることは可能です．主にどのような時に薬を飲むことが多いか，具体的に教えてもらえますか．
患）パートに行く時や家族と旅行に行く時，習い事に行く時でしょうか．
医）なるほど，どれも痛みが出たら大変そうですね．そのなかで，薬を飲まなくても何とかやっていけそうなものはありますか．
患）うーん，どうでしょう．習い事はダンスに行っているのですが，身体を動かしているので，万一痛くなってもなんとかなるような気もします．でも，やっぱり不安です．
医）やはり不安がありますよね．さきほどあげてもらったもののなかで，逆に薬を飲まないことが一番難しそうなものはどれですか．
患）えーと，家族との旅行でしょうか．
医）習い事も旅行もどちらも不安はありますが，習い事のほうが不安は小さいのですね．それでは不安が小さい習い事をするときから薬を飲まないことをチャレンジしてみましょう．

患）そうですね．どちらかで薬を飲まないという選択をするなら，習い事でしょうね．不安はありますが，気合いを入れてやっていくしかないですね．
医）確かに頑張ることは大切です．でも無理をしすぎるのも良くありません．継続して頑張っていくためには，無理のない範囲で頑張ることが重要です．たとえば，薬を飲まない代わりに，不安を軽くするリラクセーションなどを覚えていけば，薬をやめやすくなるかもしれません．一緒に訓練していきましょう．
患）わかりました．リラクセーションを覚えて，無理のない範囲から頑張ってみます．

> 患者の行動の変化を習慣化させていくためには，長期的に変化させた行動を継続することが重要である．そのためには，患者ができると思える課題を設定していく必要がある．

ケース2-3 口臭を執拗に訴える患者

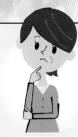

口臭を訴えて来院したものの,他覚的な口臭は認められなかった.検査結果を伝えられても納得できず,自らの口臭を軽減してほしいと願っている.歯科医師からは,不快な口臭はないことを繰り返し伝えられ,口臭恐怖症の可能性も指摘された.それにもかかわらず,他の人が自分の口臭で不快な思いをしているのではないかと気になってしまっている.

55歳,女性

> 口臭恐怖症の患者の信念の強さはさまざまであるが,みずからの口臭に問題がないことをなかなか受け入れられない患者も多数存在する.

> 口臭恐怖症患者の特徴に,他者が示す行動をみずからの口臭の存在を証明するものであると解釈する点があげられる.

> 行動実験によって患者の口臭に対する考え方に変化がみられるかどうかを検討するために,事前に患者の考えの強さを測定しておく.

> 行動実験を実施する際は,患者の抱いている思考を検討するために,質問を行いながら検証可能な仮説を導いていく必要がある.

医)前回は"口臭恐怖症"という病気について説明しました.でも,まだ,やはりどこかで自分の口臭が気になってしまうということですね.口臭が特に気になるのはどのような時ですか?

患)気になるときですか,やはり近くに人がいる時でしょうか….

医)近くに人がいる時に口臭が気になるのですね.では,その人が何か特別な仕草や態度をとると,さらに口臭が強く感じるなんていうことはありますか?

患)うーん,そうですね.周りの人が顔をしかめたり,鼻に手を持って行っている様子を目撃すると厳しいですね.早くその場からいなくなりたいと思います.

医)人が鼻に手を持って行くと,何か臭いを気にしているように思ってしまいますよね.そうした時,他の人は自分の口臭をどのくらい不快と感じているでしょうか? そして,それはどのくらい正しいと思っていますか?

患)正しいも何も,明らかに口臭が気になるのですから.臭いがきついに決まっています.

医)なるほど,ではその考えが絶対に正しいという状態を100点とすると,何点になりそうですか?

患)もちろん100点ですね!

医)わかりました.では,実際に口臭が不快であるかどうか,二人で検討してみましょう.たとえば,私や受付の人と口臭を比べると,何か違いはあると思いますか?

患)それはもちろんあると思います.私の口臭だけが不快だと思います.

医)なるほど,自分の口臭だけが不快だと思っているのですね.それでは,その予想が正しいか,このビニール袋を使って確認してみましょう.口をビニールで覆い,口をすぼめた細い息ではなく,一気に息を吐き出して,ビニールに息をためてみてください.

〜ビニールの中に空気を入れてもらう〜

医)できましたね.それでは,私と受付の人をあわせた3人の息を順番に顔に向けて出していきます.どのビニールが誰の息であるかは伝えませんので,それぞれの口臭の不快さを,0が全く不快でない状態,10が非常に不快な状態として評価してください.どのような結果になると思いますか?

患)もちろん,私の口臭だけがきついですから,1つだけ臭いがあると思います.

医)なるほど,ではご自分の息が入ったビニールは他の2つと区別がつきそうですか?

患)はい,区別できると思います.

医)わかりました.それでは一番左のビニールから実際に試してみましょう.

~ビニールの空気を患者に向けて押し出す~

医) どうでしょう，0から10で，このビニールの口臭を評価してみてください．
患) うーん，ほとんど何も感じません．0か1だと思いますけど…．1ですかね．
医) わかりました．1ですね．では他の2つも同じように評価してみましょう．
患) うーん，真ん中も右も何も感じません．1くらいだと思います．
医) どうですか？ 3つのビニールを比べてみて，どんなふうに思いましたか？
患) どれも大きな差はなく，それほど不快な臭いは感じませんでした．
医) そうですね．つけてくれた点数をみても，どれも1点で差はなかったですね．ご自分の息が入っているビニールがどれかわかりましたか？
患) いいえ，全くわかりません．
医) なるほど，それでは3人の口臭を比べるとどうだったといえるでしょうか？
患) うーん…．今の結果からは，私の口臭は先生や受付の方と大差はなく…．それほど不快感を与えるものではないのですかね．
医) そうですね，おっしゃるとおり，3人の口臭は変わらないのかもしれませんね．最初にお聞きした，ご自身の口臭が不快であるという考えに変化はありませんか？
患) 今現在の口臭はそれほど気にするものではないということは頭ではわかったのですが，今回はたまたまだったのではと思ってしまいます．
医) なるほど．点数で表すと100点満点から変化はないでしょうか？
患) うーん，ほんの少しは変化があるかもしれませんが，あまり変化はないですね．90点くらいでしょうか？ やっぱり自分の口臭に問題がないとは思えません．
医) 先ほどは100点満点だったのが90点に変化したのですね．すばらしいですね．おっしゃるように，今回は今現在の口臭については確認しましたので，今後いろいろな状態の口臭について同じように確認していったら，もっと変化が起きるかもしれませんね．
患) はぁ，そうなんでしょうか…．
医) 人の口臭というのは，気になさっているとおり，ずっと一定ということはありません．多くの方は，朝起きた時や緊張した時に口臭を感じるようです．ですから，宿題として，朝起きた時の口臭を家で調べてみるのはどうでしょうか？ 朝の口臭はどの程度だと思いますか？ 先ほどと同じように0から10で予想してみてください．
患) 朝はきっと口臭がきついでしょうから，そうですね…，7くらいでしょうかね．
医) 7くらいですね．それでは，実際にどうなのか，次回までに試してみましょう．

~次回来院時~

医) 家で実際に試してみましたか？
患) はい，やってみました．朝の口臭も，思ったよりも気にならなくて自分の思っていることのすべてが正しいわけではないと思えるようになってきました．まだまだ，自分の口臭が不快であると考えてしまう時もありますが…．
医) なるほど．前回の面接では，自分の口臭が不快であるという考えに対して，90点くらいの程度で信じているということをおっしゃっていました．今日はどうですか？
患) そうですね．だいぶ変わってきたような…．うーん，50くらいでしょうか．
医) 前回に比べると大きな変化が得られましたね．この調子で頑張っていきましょう．

! みずからの考えを強く信じている患者にとって，100点であった思考の確信度が10点でも変化したことは大きな改善である．多くの患者はこの改善を理解できず，「ほとんど変わらない」，「10点しか減っていない」と評価してしまうため，変化があったことを肯定的に評価してあげることが重要である．

ケース2-4　外見の問題を執拗に訴える患者

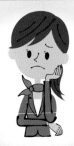

矯正治療を希望して来院．下顎が出ていることをずっと気にしている．かかりつけの歯科医師からは矯正治療の必要性はないと言われているが，本人としては手術を伴う矯正治療を希望している．前回来院時に，診察および検査結果からは患者が主張するような明らかな問題は確認できず，矯正治療の必要性はないと伝えた．

25歳，女性，会社員（受付）

自らの外見上の欠点に対して強いとらわれがあり，そのことで非常に強い苦痛を感じる場合は，身体醜形障害の可能性がある．

医）前回，矯正治療の必要性について説明させていただきましたが，その後矯正治療を希望される気持ちに変化はありますか．
患）やりたいという気持ちはまだありますが，家族からもやる必要はないと言われて…．この前お話しした時よりも，全体的にはやりたい気持ちは弱まっているかもしれません．
医）そうですか．少し気持ちは落ち着いたということでしょうか．
患）落ち着いたとまで言えるか正直わかりませんが，そこまで強い苦痛を感じることはありません．ただ，何かのきっかけであごのことが気になってしまうことがあります．

身体醜形障害患者に，外見に対する治療を行っても，75%では外見に関する心配が変化しないことが知られている．

医）なるほど，やはりあごのことは気になるのですね．
患）はい，手術をすれば，こんなふうに心配することはなくなるのではと思ってしまいます．
医）そう思いますよね．ただ，思い描いたとおりにいかない可能性もあります．ご自身の外見に満足していない方のなかには，専門的には外見上の問題を認めてもらえず，他の人からも問題ないと言われる人がいます．そうした方が手術などで気になる箇所を治療すると，治ったと思えることは非常に少なく，余計に悪くなったと思う場合もあります．

患）手術することでますます状況が悪くなることもあるのですね．でも，私はあごがおかしいと思いますし，そのことが気になってしかたがない時があります．手術以外にどうしたらよいのでしょうか．
医）今日は，手術や矯正治療以外に外見が気にならない方法について話し合いましょうか．気になったことについてご自身で何かやっていることはありますか．
患）外出の際は常にマスクをして，あごを隠すようにしています．そうすると少しですが気持ちが落ち着きます．
医）なるほど，マスクをしたら確かに少し落ち着くかもしれませんね．マスクをする時の様子を教えてもらえますか．

外見を気にする人の中には，鏡をずっと見てしまう人とともに，鏡を避けてしまう人もいる．

患）マスクをする際は鏡を見ながらつけています．マスクをつけて，あごが目立たないか確認しています．
医）その時はどのくらい鏡を見ているのですか．

Part 2 治療に納得してくれない患者

患）長い時は30分くらいになるかもしれません．そこまで見なくてもよいと頭でわかっている部分もあるのですが，どうしても見たくなります．

医）マスクをして鏡を見るという行動は，自分の外見のために感じている不安を和らげるための行動なのですよ．これは安全行動と呼ばれていて，繰り返し行うなかで習慣になってしまいます．

患）確かに，鏡を見ないで外出するのは，とても落ちつかないように思います．

医）問題はこの行動が習慣になっていくと，これをしないと落ち着かない状態になってしまうことです．自分自身ではそこまで長い時間，鏡を見なくてもよいと思っているのですが，見てしまうのは，それが習慣になっているからかもしれませんね．

患）鏡を見ることが習慣になってしまうと，ちょっと気になっている時でも鏡を見てしまうのです．私はどうしていけばよいのですか．

医）こんな時には，外見のことを気になっても鏡を見ないように心がけ，これを続けることによって鏡を見なくても大丈夫になります．

患）ということは，私の場合は，出かける前にも鏡を見ないということでしょうか．

医）そうですね，今まで聞いたお話だとそのことが候補の1つになりそうですね．

患）外出する前に鏡を見ないのは難しそうです．自分の顔を鏡で確認しないと，外出したくなくなってしまうかもしれません．

医）確かにそうですね，気持ちが落ち着き，外出を可能にしていた，鏡を見ることをやめるというのは大変なことだと思います．ただ，これ続けていくと，顔を気にしすぎる気持ちが，少しずつ和らいでいくと思います．はじめは少し大変かもしれませんが，続けていったほうがよいと思います．

患）そうなのですね，先生が勧めてくださる方法が大切なことはわかりました．でもこれが実際にできるとは本当に思えません．

医）最初からいきなりご本人が無理だと思っていることを強制したりはしません．最終的には，外出直前に鏡を見ることはなくしていきたいですが，最初は時間を15分間まで，というように区切って実施していくのがよいと思います．最初は鏡を見ずに外出をすると30分から45分くらい不安な気持ちになると思いますが，ちょっとずつ落ち着いてくると思います．できそうでしょうか？

患）最初は，15分だけ鏡を見てから外出するのですね．不安も会社に着くまでには落ち着きそうですし，それならできるかもしれません．やってみようと思います．

医）それでは次回に結果をお聞かせください．

気持ちが和らぐことは良い結果であるため鏡を見る行動が維持される．

外出前にマスク
外見に関する不安
　↓
鏡を見る
　↓
少し安心する

不安はそこまで強くないのに鏡を長時間見てしまうように，不安の程度と行動の間に乖離がみられる場合は安全行動を行っている可能性がある．

外見が気になる時に鏡を見る行動をあえて行わないことは，曝露反応妨害法と呼ばれ，不安を喚起させる状況をあえて経験する曝露法（エクスポージャー法）と，不安を減少させる行動をさせない反応妨害法を組み合わせた治療法である．エクスポージャー法については，Part 3を参照．

客観的には外見上の問題はないにもかかわらずマスクを着用していることから，マスクをすること自体も安全行動として機能している可能性があるため，将来的に曝露反応妨害法の対象となる．

曝露反応妨害法による治療は安全行動の減少を期待でき，結果として外見上の欠点を気にする程度を弱めることにつながる．

曝露反応妨害法では対象となる課題や状況は，実際には不安階層表に基づいて選択され，実施状況によって課題の難易度が段階的に引き上げられる．不安階層表については，Part 3を参照．

4つのケースを認知行動科学の視点で分析する

症状に関する説明を長々求める患者

　治療に納得をしてくれない患者のなかには，診察時間が過ぎても延々と質問を繰り返す患者がいる．

　このような患者の行動は，患者本人に原因を帰属してしまいがちになるが，医療者を含めた周囲の環境によって生じている場合もある．たとえば，医療関係者が十分に話を聴いてくれて本人に心地よい環境を提供していることが，患者が質問を繰り返す背景になってしまっている可能性がある．こうした場合には，診療時間の枠を超えるような質問には最低限の回答ですませ，かわりに診療時間中に十分話を聴くようにし，あらかじめ患者の満足感を充足させることが効果的である．最初のうちは十分に話を聴いてもらえず不満を述べる場合もあるが，やがて診療後の時間にまで長々と質問をすることは少なくなる．

　本ケースは，患者の行動を修正させるために，医療者自身の対応を変える際の工夫を示した具体例である．

薬の使用をやめられない患者

　治療に納得をしてくれない患者のなかには，薬の服用をやめたいと思ってもなかなか実行できない患者がいる．

　このような患者の行動には，不安が介在していることが多く，薬の服用によって不安が緩和されるために，薬をやめられない場合も多い．薬の服用は患者にとって自身の状況を改善させるための手段であるが，長期的な視点から考えると，問題を長引かせてしまっていることもある．

　不安があっても薬を飲まないという選択をとってもらうためには，①不安がより弱い場面から飲まないことに取り組んでもらう，②リラクセーションなど薬の代わりに不安を下げる方法を身につける，といった工夫が必要である．このような工夫により，薬を飲まなくても痛みが悪化しないという経験を少しずつ積み重ねることで，不安を感じることがなくなり，薬の服用を中止することが可能となる．

　本ケースは，不安が介在しやめられなくなっている行動を減らす際の工夫を示した具体例である．

口臭を執拗に訴える患者

　治療に納得してくれない患者のなかには，他人から認められない口臭を執拗に訴える患者がいる．患者は自分の口臭が他人に影響していると考えているため，他人の仕草に非常に敏感になっている．

　こうした場合，患者が抱く否定的な認知を，実験を通して検証する行動実験が効果的であり，①患者の認知を仮説に置き換える，②仮説を検証できる方法を考える，③実験を行い仮説が正しいか考える，という手続きを通して，認知の修正が行われる．

　本ケースは，他人から認められない執拗な訴えに対して，行動実験を応用した具体例である．

外見の問題を執拗に訴える患者

　治療に納得してくれない患者のなかには，客観的に認められない外見上の問題に不安を抱き，外見の問題を執拗に訴える患者がいる．

　このような患者では不安を減少させるために，鏡で容姿をチェックするなどの安全行動が頻繁に行われている可能性がある．安全行動は外見に対する不安を一時的に緩和するものの，外見の問題へ注意を向けてしまうこととなり，長期的には不安が維持される要因の1つにもなっている．そのため，外見に対する不安を喚起させたうえで，安全行動を実施しないようにする曝露反応妨害法によって治療が行われる．

　本ケースは，外見の問題を執拗に訴える患者に，安全行動を緩和する曝露反応妨害法を応用した具体例である．

Part 3
歯科が怖い患者

ケース3-1	歯科治療の現場に全く近づけない患者
ケース3-2	歯科治療への恐怖が再発してしまう患者
ケース3-3	歯科治療への恐怖が強い患者
ケース3-4	歯科治療以外にも苦手な場所がある患者

ケース3-1　歯科治療の現場に全く近づけない患者

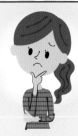

歯科治療に極度の不安を抱えている．前回，歯科治療の予約はしてあったものの，クリニックに行こうとすると強い不安感があり，クリニックを受診できなかった．薬や麻酔を使用することに抵抗感があり，心理的なアプローチを用いた治療について電話で相談することとなった．

32歳，女性，主婦

患）先日は予約をしていたのに，申し訳ありませんでした．
医）前からお話しいただいていた歯科治療に対する怖さは，かなり強そうですね．
患）歯科クリニックに近づくことも難しいです．今日の電話も緊張します．
医）なるほど．確か麻酔や薬を使わずに解決することをご希望でしたね．恐怖を克服するための心理的な治療方法など調べたことはありますか．
患）いいえ，ありません．
医）恐怖を克服していく心理的な方法の1つにエクスポージャーという方法があります．この方法は恐怖を感じている場面をあえて何度も経験することで恐怖を克服していく方法です．
患）何度も経験しないといけないのですか…．

> エクスポージャーには不安が高まる経験が必要となるため，患者の抵抗感は非常に強い．そのため，なぜエクスポージャーが必要であるかを丁寧に説明する必要がある．

医）少し抵抗感がありますよね．何度も経験しないといけないのには理由があります．歯科で治療を受ける場面を想像してみてください．きっと相当の不安を感じますよね．
患）はい，最後までとても治療を続けられる気がしません．
医）そうですね．そのまま治療するという気持ちにはなれないですよね．もし，そのまま治療を受け続けたら，あなたご自身はどうなってしまいそうですか．
患）想像したくありませんが，どんどん不安が強まって，心臓がどきどきして，頭がどうにかなってしまうように思います．

> 不安は生体が危険を感じた際の反応であり，危険回避を促すために，さまざまな変化が生じる．そのなかには，身体症状だけでなく，不安の原因に注意が集中し，他のことはいっさい考えられなくなるというような心理的症状もある．

医）不安を抱えていらっしゃる方の多くが同じように感じていらっしゃいます．そうした時，どうしたいとあなたは思われますか．
患）とにかく，早くその場からいなくなりたい，ということだけです．そうしたら気持ちも楽になりますから．
医）その場を離れると気持ちは楽になるようですが，歯科治療に対する気持ちはどうなりそうですか．
患）やっぱりだめだ，歯科治療は苦手だと，ますます嫌になると思います．

> 回避行動は不安を一時的に下げる意味では効果的であるが，長期的には歯科治療の苦手さを持続させる要因となる．

医）歯科治療を経験しようとして失敗すると苦手意識が強まってしまうのですね．それでは，もし歯科治療の場に居続けたら，不安はどうなりますか．
患）歯科の治療の場にいる限り，ずっと強い不安が続いていくと思います．

> 患者は不安を生じさせる場面を回避せずにその場に居続けると自分自身にどのようなことが起こるか，把握できていないことが多い．それを意識させるために，回避せずに居続けるとどう感じると思うかを質問する必要がある．

注釈
不安によって，非常に強い身体的な興奮状態が引き起こされるため，不安がない時に興奮を長時間維持することは生体としても効率的でなく，やがて不安は減少していく．このようなメカニズムも含めて説明すると患者も納得をしやすくなる．
非常に強い不安を喚起する場面でエクスポージャーを実施する方法はフラッディングと呼ばれ，治療効果が非常に大きい．しかし，患者の抵抗感が大きいため，喚起される不安が弱い場面から治療を行う段階的エクスポージャーが実施されることが多い．
段階的エクスポージャーを実施する際には，不安の場面をその強度によって順序づける不安階層表が用いられる．非常に不安の強い場面や低い場面を目安にして場面を整理してもらうと理解が進みやすい．
段階的エクスポージャーを行う際は，患者の実施可能性を考慮し，30点から60点程度の場面を実施することが多い．
類似性や共通性が認められる場面でエクスポージャーを行うと，効果は実際の場面以外にも波及することがある．

医）確かにそう思いますね．ですが，実際には，こうした場合の不安は，高まってからしばらくすると減少していきます．人間の身体は効率的にエネルギーを使えるようにプログラムされています．不安が高まっても大きな問題が起こらない場合は，エネルギーを無駄にしないために不安は減少していきます．

患）そうなのですか．ちょっと意外です．

医）不安が下がる体験ができると，次に歯科治療を体験する時に前よりも不安が下がります．これがエクスポージャーという治療なのです．

患）なるほど，不安が下がる体験ができればよいのですね．でも，歯科治療の場に長時間とどまるのはとてもできそうにありません．

医）確かにいきなりそのような不安の強い場面でエクスポージャーを行うことは難しそうですね．歯科治療に関して最も不安が強いのはどのような場面ですか．

患）やはり歯を削る時でしょうか．削る時のあの音と振動が耐えられません．

医）では，歯を削る場面の不安の強さを100点とした場合に，歯科クリニックでの治療でもっと点数の低いものはありますか．実際の治療だけでなく，歯科クリニックの建物に近づくことなどでもかまいません．

患）確かに，歯を削ることに比べると，歯科クリニックの建物に近づくことはそこまで不安ではありません．

医）数値で表すとどのくらいでしょうか．

患）それでも不安は強いです．点数は60点くらいでしょうか．でも何とかエクスポージャーはできるかもしれません．

医）なるほど，歯科クリニックの建物に近づくことは何とかできるかもしれないのですね．これを最初の課題にしてもよいかもしれませんね．

患）でも，建物に近づけても歯科治療の不安は変わりませんよね．

医）そう思われますよね．実際には建物に近づく不安を克服することは，他の場面にも効果が波及します．たとえば，不安が60点ほどの建物に近づくことを十分に練習して，不安を下げられたとします．そうすると，不安の強さが70点や80点の場面でも，その強さが5点から10点下がることが予想されます．これを繰り返していくと，やがて，90点や100点の非常に不安が強い場面も練習が可能になります．

患）そうなのですか．実際に治療をしていなくても，他の場面を練習していけば，歯を削る時の不安も下がってくるのですね．

医）そうです．できる限りの範囲で練習していくことが，不安の非常に強い場面の克服につながるのが，エクスポージャーによる治療のよいところです．歯科クリニックに近づくよりももっと点数が低いものはありますか．たとえば，歯科クリニックのHPを調べたり，歯科の診察台の写真をみるなど，歯科治療にあまり関連していないものでもかまいません．

患）HPを調べることは，不安は弱いです．20点くらいでしょうか．

医）なるほど，わかりました．それでは，実際にエクスポージャーの治療に入る前に，いつ不安を感じるかもう少し整理しましょう．次回までに，「歯を削る」，「歯科クリニックに近づく」，「HPを調べる」の間を埋める場面を考えてきていただけますか．それをもとに次回から治療を行っていきたいと思います．

ケース3-2　歯科治療への恐怖が再発してしまう患者

38歳，男性，
会社員（営業職）

　もともと歯科治療に対する恐怖が強く，治療に行くことは難しかったが，3年前に齲蝕による歯の痛みがひどくなり治療を行った．その際は，最初は抗不安薬を使用しながら治療を行っていたが，治療が終わる頃には薬を服用しなくても歯科治療ができるまでになっていた．治療終了後，定期的な歯科検診は仕事の忙しさを理由に行っていなかったが，詰め物がとれてしまいクリニックを受診した．予約した際には不安は問題ないと思っていたが，いざクリニックを受診する日になると緊張が強くなり，治療を開始する際には極度の緊張状態でその日は口腔内の処置はいっさい行えなかった．そのため，歯科治療に対する不安を緩和するための話し合いをすることとなった．

医）先日は不安が強くなってしまいましたが，本日はどうですか．
患）今日もかなり不安です．
医）お話しはできそうですか．
患）はい，今日は診察台を使わないで別室で話せているので何とか大丈夫です．
医）それでは，先日のことから話をしていきましょう．3年前に治療を終えて以来の歯科治療でしたね．
患）はい，そうです．最後に歯科治療を終えた時にはもう不安は克服できたと思えていましたから，この間の治療も自分としては大丈夫と思っていたのですが…．

> 歯科治療に対する恐怖は，一度軽快しても一定の割合で再発する可能性がある．

医）実際にはどのあたりから不安が強くなってきたのですか．
患）受診日の朝はもう落ち着かなくて，クリニックに来た時にはかなり不安になっていました．
医）そうですよね．私とお話しした時にはもうかなり不安な様子でしたものね．
患）歯科治療に対する不安は克服できたものと思っていたので，かなり落ち込みました．以前感じた克服できたという感覚は気のせいだったのでしょうか．
医）自信があったものがうまくいかないとショックも大きくなりますね．でもその当時のもう大丈夫ではないかという感覚も間違ってはいなかったと思いますよ．
患）では，なぜこうしてまた不安がぶり返してしまったのでしょうか．

> 歯科治療を体験することによってほとんど問題ない状態に低下した不安も，一定の期間が経過すると再び不安が高まってくる（自発的回復）．

医）前に歯科にかかった時，治療を経験してもう大丈夫と思っても，次の診察日がくると少し緊張していまうということがあったと思います．一般的に，克服したと思う恐怖も時間をおくと少しずつ元のレベルに戻ろうとします．この元に戻る働きが大きな原因のように思います．
患）そうですか．時間をおくと元に戻ってしまうのであれば，いつでも再発する危険性が残ってしまうということですね．

> 短期間で集中的にエクスポージャーの治療を行うことで，すみやかな不安の軽減が期待できるが，一方で再発のリスクが高まってしまう．

医）再発の危険性を完全になくすことは難しいですが，危険性を下げることは可能です．たとえば，その一つは歯科治療の期間です．前回の治療では痛みをとることだけを目的にして，最低限の治療をしました．こうした短い治療期

間で克服した不安は再発しやすいと言われています.

患者の多くは歯科治療恐怖のために口腔環境の悪化に苦しんでいる場合が多い.そのため,口腔内の不快感が除去できた時点で治療をやめてしまう可能性がある.

患）なるほど,私が最低限の治療だけで,すぐに通わなくなったことがよくなかったのですね.

医）今回は詰め物がとれてしまった歯の治療が終わっても,他の歯の治療もじっくり行って,再発がしにくい状況を作っていきたいと考えています.いかがですか.

患）わかりました.今回は通院を続けたいと思います.その他に気をつけたほうがよい点はありますか.

歯科治療場面を継続して体験することが,不安の再発防止には重要であることを,あらかじめ説明することが大切である.

医）そうですね,これは必要な歯科治療が終わってから話すつもりでしたが,せっかくの機会なのでお伝えしたいと思います.さきほどの点と似ていますが,再発予防のために大事な点は,必要な歯科治療が終わっても定期的に歯科治療に触れる機会をもつことです.

患）治療が終わっても,定期検診などでクリニックに来ることが大事ということですね.

定期検診を受けるだけでも歯科治療への恐怖の再発予防につながる.

医）定期検診で受診することはとてもよいアイデアだと思います.

患）それでは,歯科治療への恐怖を克服するために定期検診をしっかり受けます.

医）そうですね,定期検診を受けることは,歯科治療への恐怖を再発させないために非常に重要な要素ですね.ただ,それだけでなく,歯の健康を維持していくためにも定期検診は非常に重要です.今日は時間がないのでお話しできませんが,今後詳しくお話しさせてもらいますね.

患）わかりました.よろしくお願いします.

歯科治療への不安を再発させないためにも定期検診は非常に大切であるため,定期検診の重要性を再認識してもらう必要がある.

医）それから,定期検診をしっかり受けていくことは,歯科治療恐怖にとってプラスに働くと思いますが,定期検診は3カ月から半年くらいの受診間隔になることが多く,歯科という刺激に触れる間隔が少し長くなってしまうかもしれません.この空白の期間に少しでも歯科の刺激に触れることも重要です.

患）なるほど,歯科に通わない時でも歯科に関係することに触れていけばよいのですね.

医）以前に作成した不安階層表などを参考に,自宅で実施可能なことを考えていきましょう.

患）わかりました.やってみます.

不安階層表は患者が体験している不安にどのような特徴があるか知る手がかりとなる.不安階層表を手がかりに患者と詳細な話し合いを行うことで,歯科治療に準じたエクスポージャーを自宅で行うことが可能となる.

医）最後に,今までやることはなかったですが,歯科治療を受けている姿を自宅でイメージすることも,歯科に関連する刺激に触れるという意味で大切です.

患）イメージですか.実際に歯科治療を体験しないと効果は小さいような気がしてしまいます.

医）そう思われますよね.でも歯科治療を実際に体験した場合とイメージで体験した場合では効果に違いはないと言われています.ですから,歯科受診の機会がない時にイメージを利用してもらうと効果的だと思います.詳しいやり方を後日説明しますので活用していきましょう.

イメージを利用することによって経験がしづらい事柄のエクスポージャーが可能となる.

ケース3-3　歯科治療への恐怖が強い患者

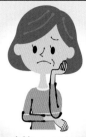

55歳，女性

歯科治療への恐怖を克服するために通院している．前回受診時までに，不安階層表の作成を行い，今回からは本格的に不安を減少させるための治療を開始する予定である．できる限り治療上の心理的負担を軽減したいという患者の希望で，治療ではエクスポージャー法ではなく，系統的脱感作法を用いることとなった．

> 系統的脱感作の実施には，リラクセーションの習得があらかじめ必要となる．リラクセーション習得に数セッションを要することもある．リラクセーションとしては，全身の筋肉の緊張と弛緩を繰り返す漸進的筋弛緩法や自律訓練法などが多く実施されている．

> 系統的脱感作では，患者が感じる不安の小さい場面から順に治療対象としていく．また，恐怖刺激を提示する方法にもさまざまな方法があり，イメージに加えて，ビデオによって刺激を提示する方法も実施されている．最終的には，現実の治療場面を実際に体験していく現実場面の脱感作を目指していくことになる．

医）先週来院された時は，歯科医院を受診する時に不安を感じる場面をあげてもらいました．いろいろな場面で不安を感じてらっしゃるのですよね．

前回来院時に作成した，歯科治療に関する不安階層表

状　況	不安・恐怖の強さ
1　電話で受診の予約をする	30
2　歯医者さんの玄関を開けようとする	40
3　歯医者さんの椅子に座る（前を向いている状態）	50
4　どのような治療を受けるか説明されている	55
5　歯医者さんの椅子に座る（上を見ている状態）	60
6　口を開けて歯医者さんに見せる	70
7　麻酔用の注射を打たれる	80
8　ウィーンという機械の音	90
9　歯を削る時の振動	100

医）今日はリラクセーションを行いながら，先日作っていただいた歯科治療の場面に慣れる訓練をしていきましょう．実際に場面をイメージしていく前に，一度リラクセーションを実施しましょう．それでは，リラクセーションを行ってみてください．

医）今の不安の強さはどのくらいですか？　不安が全くない状態を0，これ以上耐えられない不安を100とすると，今の不安はどの程度でしょうか？

患）いえ，今は特に不安はありません．なので……，0ということになりますかね？

医）はい，わかりました．先日のリストのなかで，最も不安が弱いのは"電話で受診の予約をする"で，得点は30でしたね．こちらから練習を始めていきましょう．目を閉じて"電話で受診の予約をする"場面をイメージしてみてください．

〜患者は，目を閉じ，不安場面をイメージし始める〜

医）イメージを思い浮かべていると，だんだんと不安を感じてきます．感じてきましたか？　先ほどと同じように評価すると，今の不安はどの程度ですか？

患）そうですね…．10から20…，15くらいですかね．

医）わかりました．イメージするのをやめて，不安が下がるまで時間をとりましょう．

医）不安の程度はどのくらいになりましたか？

患）はい，もう不安はなくなりました．

医）わかりました．それでは，もう一度同じ場面をイメージしてみてください．

Part 3 歯科が怖い患者

〜患者が不安な場面をイメージする〜

医）今の不安はどの程度ですか？
患）さっきよりも少し楽ですね．10まではないような．5くらいでしょうかね．
医）なるほど，先ほどよりも不安が減ってきましたね．不安な場面を繰り返しイメージするとだんだんとその不安は減っていきますので，この練習を続けていきましょう．

〜休憩をとる〜

医）不安の程度はどのくらいになりましたか？
患）はい，0になりました．もう不安はなくなりました．
医）次の場面，不安の強さが40であった"歯医者さんの玄関を開けようとする"場面をイメージしていきましょう．
患）こっちのほうが緊張しますね．怖くなってしまいそう….
医）そうですね，不安の強い場面をイメージすることになりますから，少し緊張しますね．ですが，しっかりとリラックスの状態を作りながらイメージをすると，不安も減っていきます．まずはリラクセーションを行ってみましょう．

〜リラクセーションを実施し，不安が0になったことを確認する〜

医）はい，それでは，目を閉じて"歯医者さんの玄関を開けようとする"場面をイメージしてみてください．

〜患者は，再び目を閉じ，不安場面をイメージし始める〜

医）今の不安はどの程度ですか？
患）うーん，25くらいでしょうか．
医）はい，わかりました．イメージをやめて，リラクセーションを実施してください．

〜患者は，目を閉じたままでリラクセーションを実施する〜

医）リラクセーションを実施できましたね．もう一度"歯医者さんの玄関を開けようとする"場面をイメージしてみてください．
医）イメージできましたか．不安の強さはどのくらいでしょうか？
患）うーん，15くらいでしょうか．
医）はい，わかりました．それでは，次に……

〜この後，"歯医者さんの椅子に座る"について同じように脱感作を行った〜

医）さて，今日はいくつかの場面をイメージしてもらいました．場面に関して，家でもリラクセーションを行いながらイメージすることを次回までの宿題にしましょう．

恐怖場面のイメージは通常数10秒〜数分程度持続してもらう．患者が不安を感じる場面をイメージできない場合は，その場面についての具体的な情報を提示するなど患者がイメージしやすい状況を提供する．

患者の不安が高い場合は，リラクセーションを実施して，不安を下げることもある．

患者の不安が減少するまで休憩時間をとり，同じ場面の提示を数度繰り返す．

1回のセッションでは，不安階層表のなかの3つから4つ程度の場面を上限に，脱感作を実施する．また，不安が十分に下がるまで1つの場面を数度イメージする必要がある．

認知行動療法では，治療の効果を高めるために，家でも実践してもらうことが多い．また，家で実践してもらう課題に関しては，セッションの中でうまく不安が減少した課題を課すことが多い．

45

ケース3-4　歯科治療以外にも苦手な場所がある患者

齲蝕の治療を希望して来院したが，歯科への恐怖が非常に強いことが問診票から明らかになった．そのため，歯科治療を行う前に，歯科治療恐怖についても詳細に症状を聴取することとなった．歯科治療の恐怖の強さから診察台を使った診療に抵抗感が予想されたため，別室の小部屋を用いた．

38歳，男性，会社員（事務職）

医）歯科治療が怖いようですが，どのようなところが怖いですか？
患）はい，診察台に横になって治療を受けることを考えると本当に怖いのです．実は10年くらい前に歯科治療を受けた時に，横になって口を開けて治療を受けていると，息苦しくなってきてしまって，非常につらい思いをしました．
医）そうですか，かなり怖い思いをされたのですね．
患）それ以来，歯科治療を受けることはできていません．
医）なるほど，診察台で治療を受けるのがかなり怖いのですね．他に苦手なところはありますか．

恐怖を扱う際は患者がどのような対象に恐怖を抱くか全体的な傾向を把握する必要がある．

患）今，この部屋が怖いです．
医）え，この部屋ですか．診察台は怖いと思って治療と関係ない部屋にしたのですが，どのように怖いのですか．このまま話を続けられそうですか
患）圧迫感を感じるというか，何か嫌な感じがします．でも何とか話はできそうです．
医）わかりました．つらかったらおっしゃってください．その他，歯科治療に関わることで怖いものはありますか？治療の時の音やにおいなどはどうですか．
患）うーん，好きではないですが，そこまで怖くはないですかね．
医）そうですか，では歯科とは関係ないところで苦手なものはありますか．たとえば，何か乗り物とか．

歯科の刺激に対する不安が弱いため，恐怖につながる要因が何であるかを明らかにする必要がある．

患）え，なぜ先生はわかるのですか．通勤に地下鉄を使っていますが，少し苦手です．あとはエレベーターも苦手ですかね．ただ，歯科での治療に比べたら怖さは感じません．
医）わかりました．今のお話を伺うと，歯科治療が怖いというよりも，診察台のようなそこから動けないところで発作が起きてしまうのが怖いのかもしれませんね．

歯科の診察台に恐怖を抱く患者の中にはパニック障害の患者がいる．パニック障害の患者は発作が起こった時にそこから逃れられない状況に恐怖を抱くため，歯科治療場面だけでなく美容室なども苦手な場合が多い．

患）あぁ，なるほど，そうかもしれません．
医）歯科以外でも怖さや不安を感じるようですが，そこまで強いものではなさそうですね．特に歯科治療が苦手なようですので，歯科治療に向かう際の不安や，治療中の怖さをどのようにコントロールするとよいかを考えていきましょう．麻酔やお薬も必要であれば使おうと思いますが，ご自身でも不安をコントロールする方法を学んでもらいたいと思っています．

Part 3 歯科が怖い患者

> 呼吸法は習得までに練習期間をそれほど必要とせず，効果もすぐに得られやすいため，息苦しさの症状がある場合は導入する意義がある．

患）どのような方法ですか．
医）呼吸を使って落ち着く方法です．不安や恐怖の強い方は過呼吸に陥る場合があります．呼吸と身体全体の興奮は相互に関連していて，過呼吸のように激しい呼吸になると身体全体も興奮しますが，深呼吸のようにゆったり呼吸できると身体の興奮が静まり，不安や恐怖も和らぎます．

患）なるほど，深呼吸をすればよいのですね．

> 実際に呼吸数を測定することで，呼吸数の必要性を自覚してもらいやすくなる．

医）では，実際の練習を始める前に，普段の呼吸の回数を測ってみましょう．私が1分間はかりますので，吸って吐いてを1回として数えてみてください．ではいきますね．

〜実際に測定する〜

医）何回でしたか？
患）24回でした．多いですか？

> 過度に深い呼吸は身体の他の部分に新たな症状を引き起こし，過呼吸につながる可能性もあるため，お腹を大きくふくらませる必要のない程度を目安とする．

医）そうですね，過呼吸が問題になる方に呼吸法の練習をする時には1分間に10回程度を目安に行います．それに比べると，少し多いかもしれません．1分間に10回ですので，1回6秒程度です．今，試してみましょう．深い呼吸になりすぎないように注意しながらやってみてください．

〜実際に実施してもらう〜

患）少し楽になりました．

> いきなり6秒に1回のペースで行うと普段とのペースの違いが大きすぎるために苦しさを感じる患者もいる．そうした場合は，5秒に1回や4秒に1回のペースを最初の目安として少しずつペースを調整していく．

医）いいですね．回数とともに，大事なことは腹式呼吸をすることです．過呼吸になりやすいのは胸の呼吸なので，腹式呼吸をすると呼吸をゆっくりにすることが可能になります．普段から腹式呼吸をしていらっしゃるか試してみましょう．お腹を膨らませて一番出る箇所と胸で呼吸して一番膨らむ箇所に手を置いてみてください．呼吸をしてみて，どちらが動きますか．

患）ええ，胸ですかね．
医）なるほど，普段は胸での呼吸をされているのですね．では腹式呼吸をやってみましょう．お腹の動きに合わせて呼吸をしてみてください．

患）少し難しいですね．

> 経験がない患者に腹式呼吸を導入する際は，最初から自然に行うことは難しい可能性があるため，お腹を膨らませたりへこませる動きに合わせて呼吸をしていく．

医）最初は難しいかもしれませんね．次回まで今やった呼吸の方法を練習してみてください．5分間くらいを1回として，1日3回練習してみてください．次回以降，不安を和らげる他の方法と呼吸法を組合せながら，治療を開始していきましょう．

4つのケースを認知行動科学の視点で分析する

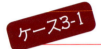 **歯科治療の現場に全く近づけない患者**

　歯科が恐い患者のなかには，さまざまな理由から麻酔や薬物を用いた治療を望まず，歯科治療の現場に全く近づけない患者がいる．

　このような患者では，恐怖を感じる場面に不安が減少するまでとどまるエクスポージャーによる治療が中心となるが，エクスポージャーに対しては患者の抵抗感が大きいため，不安が弱い場面から徐々に練習を行う段階的エクスポージャーを利用するとともに，患者に対してエクスポージャーがなぜ効果的であるかを丁寧に説明する必要がある．

　本ケースは，患者が抵抗感を抱きがちなエクスポージャーによる治療を導入する際の工夫を示した具体例である．

 歯科治療への恐怖が再発してしまう患者

　歯科が恐い患者のなかには，エクスポージャーによる治療を十分に継続しないために歯科治療への恐怖が再発してしまう患者がいる．

　このような患者は，口腔内の不快感がなくなった時点で歯科治療を終了してしまう可能性がある．そのため，恐怖を克服するには継続して歯科治療に関する刺激を体験してもらう必要がある．患者にはこのことを丁寧に説明し定期検診や歯科のイメージを用いて歯科治療の場面に継続して触れる機会（エクスポージャー）を用意する必要がある．

　本ケースは，歯科治療恐怖の再発を予防するための工夫を示した具体例である．

歯科治療への恐怖が強い患者

　歯科が恐い患者のなかには，歯科治療への恐怖が強い患者もおり，エクスポージャー法の実施に抵抗感を感じる場合もある．

　こうした患者には系統的脱感作法を実施することで，抵抗感を小さくできる可能性がある．系統的脱感作法は，エクスポージャー法の開発の基となった治療法であり，リラクセーション法とエクスポージャー法を組み合わせて恐怖の減少を目指すものである．

　本ケースは歯科治療への恐怖が強い患者に系統的脱感作法を応用した具体例である．

歯科治療以外にも苦手な場所がある患者

　歯科が恐い患者のなかには，歯科治療恐怖症のように歯科治療の刺激そのものには恐怖を抱いていない，歯科治療以外にも苦手な場所がある患者もいる．

　こうした患者のなかには，パニック障害患者のように，発作が起こった時にそこから逃れられない状況に恐怖を抱く者もおり，過呼吸によって不安がより増強している場合があるため，呼吸法などのリラクセーションを実施し，患者の不安感の軽減をはかることが重要である．

　本ケースは，呼吸法によって患者の不安を軽減する工夫を示した具体例である．

Part 4
口腔乾燥を訴える患者

ケース4-1	症状の改善に執拗にこだわる患者
ケース4-2	治療を焦ってしまう患者
ケース4-3	強いストレスを感じている患者
ケース4-4	人前でのしゃべりづらさを訴える患者

ケース4-1　症状の改善に執拗にこだわる患者

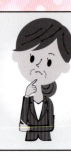

口の乾きのために通院を続けており，半年経過している．初診時から症状は軽減しているものの，しゃべりづらさや口の不快感などがあり，口の乾きの症状を発現する前のように人と会うことはできていない．患者自身は口の乾きさえなくなればすべて解決すると思っており，医療者が他人と一緒に外出することを勧めても積極的に行う姿勢をみせていない．

56歳，女性，会社員（事務職）

医）前回からお口の乾きはどうですか．
患）あまり変わりませんでした．なかなか良くなりません．
医）なるほど，前回とほぼ一緒なのですね．前回は少しずつ外出などを増やしていくことを目標にしましたが，そちらはどうでしたか．
患）なかなか難しかったです．外出しても楽しめないと思ってしまって…．
医）そうでしたか．やはり難しいようですね．以前お話しいただいたように，楽しめないと思うのは口の乾きのせいですか．
患）はい，口の乾きがあるので，友人と遊びにいってもうまくしゃべれませんし，口も不快なので，きっと外出できないと思ってしまいます．
医）口の乾きを意識すると，どうしても心配が先に立ってしまいますね．最近はどのくらい外出できているのですか．
患）買い物などでは外出はしていますが，友人と外出という意味ではほとんど出かけていないです．誘われてもいつも断ってしまっています．
医）そうですか．それでは基本的にいつも家にいらっしゃるのですね．

> 以前はできていた活動が，症状のために実施できなくなると，気分が沈む患者も多い．これは，活動により生じていた肯定的な感覚が得られなくなるためであり，症状があっても以前の活動レベルに近づけることは重要である．

患）はい，家にいつもいます．家にいても，口のことばかり気になって，気持ちも沈みがちで…．

医）家にいると，お口のことばかり考えてしまうのですね．ずっと家にいると精神的にも悪い影響がありそうですね．やはり何とか外出できるように考えてみませんか．
患）いえ，口の乾きがあったら外出は無理です．この口の乾きさえなくなればすべて解決するのです．
医）そうですか，やはり，外出は難しいでしょうかね．

> 長期化している身体症状は劇的な改善が難しいため，症状だけの改善だけに固執すると，治療がうまくいかず，否定的な感覚だけが残ってしまう．そのため，症状から二次的に派生した問題を扱うことも重要となる．

患）私は，口の乾きを治すことを優先したいのです．先生は外出をすることを勧めてきますが，口の乾きをなくすことは無理ということですか．
医）すみません．私の説明不足ですね．口の乾きをなくすことを無理とは言っていません．私も全力で治療をしていきます．ただ，今は口の乾きで以前のような生活ができないことに強いストレスを感じているように思います．強いストレスはそれ自体が口腔乾燥を悪化させる原因になります．口の乾燥を改善させるためにも，外出にも目を向ける必要があると思います．

> 身体症状から出現した問題の改善を提案すると，身体症状を改善させたいという自分の希望が否定されていると感じてしまう患者もいる．なぜそれが必要なのかを丁寧に説明する必要がある．

患者が治療上要求された課題をできない場合，その時の気分とその背景にある考え方が影響している可能性がある．

患）外出が必要ということは少し理解できましたが，外出しようという気持ちにはどうしてもなれません．

医）頭で理解していただけでもうれしいです．気持ちの変化も少しずつ起きてくると外出につながると思います．今日はそこを話し合ってみましょう．先ほど，外出に行きましょうと提案されてどのような気持ちになりましたか．

患）うーん，どのような気持ちでしょうか．「外出と簡単にいうけど無理だ」とか，「やっぱり気持ちをわかってもらえない」という感じでしょうか．

医）なるほど，その気持ちを一言で表すと，諦めとか悲しみでしょうかね．

患）そうかもしれません．

自動思考と気分を分けることは難しい．分けやすくするために，気分の選択肢を提示したり，リストから選ばせるなどの工夫が必要である．

医）今あげていただいた「外出と簡単にいうけど無理だ」を，その瞬間浮かんだ考えという意味で自動思考と言います．そして，自動思考が頭に浮かぶ結果，諦めのような感情が生じます．効率よくいろいろな情報を処理しようとする人間の特徴でもあるのですが，この自動思考は一瞬で浮かんで本人も気づいていない場合も多いのです．

患）自分でも気がついていないのですか!?

医）そうなのです．しかも早く情報を処理する結果，必ずしも状況を正確に分析していない時もあります．人それぞれ考え方にはクセがあります．代表的なものを確認してみましょう．

〜認知の歪みを確認する（13頁，表2参照）〜

自分の考え方のクセを見つけることは難しい作業であるが，さまざまな場面を整理していくなかで，悪循環を生じさせている自動思考を気づかせることが重要である．

医）先ほどの「外出と簡単にいうけど無理だ」「やっぱり気持ちをわかってもらえない」という考えはどのようなクセから出てきたのでしょうかね．

患）ええと，難しいですね．どうでしょうか．

医）そうですね．（表を見せながら）これは考え方のクセを表にしたものです．「外出と簡単にいうけど無理だ」は，本当のところ外出できるかどうか客観的に考えたうえで結論を出していない可能性がありますので【結論の飛躍】などが当てはまるかもしれません．「やっぱり気持ちをわかってもらえない」は，一度うまく気持ちが伝わらなかっただけでだめだと思ってしまったのなら，【過度の一般化】が近いかもしれません．

患）なるほど，確かにそうかもしれませんね．でも，自分の考え方のせいで症状が悪くなっていたとわかって少しショックです．

急性の身体症状が存在する場合は，楽観的な考えよりもむしろ悲観的な考えのほうが，症状に対する適切な対応につながる可能性がある．しかし，慢性で症状に大きな変化がないような場合には，悲観的に考えることのデメリットが大きくなってしまうため，考え方を変える治療が重要となる．

医）どのような人も，考え方には何かしらのクセをもっています．身体につらい症状があると，そのクセが悪い方向に働きやすくなってしまいます．一般的には，身体の症状はある程度の期間で治まってきますが，口の乾きのように，症状が長引く場合は考え方を変えたほうが悪循環から抜け出しやすいと思います．

患）私だけではないのですね．少しほっとしました．練習すればクセを直せますか．

医）最初は難しいかもしれませんが，少しずつできるようになります．まずは，先ほどのような考え方のクセを見つけて，少しずつ直していきましょう．そうすれば，だんだんと外出に向かう気持ちが強まると思います．

患）わかりました．やってみます．

医）それでは，次回まで，症状に関連してつらいと感じた場面を題材に，具体的にどのような自動思考，感情が生じ，その背景に何か考え方のクセがないか記録をつけながら考えてみてください．

ケース4-2　治療を焦ってしまう患者

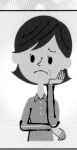

口腔乾燥を主訴に通院している．口腔乾燥の症状を早く改善させたいと非常に積極的に治療に取り組んでいるが，一方で口腔乾燥の症状と治療のことで頭がいっぱいという状態である．前回受診時に，リラクセーションの実施方法を説明し，ホームワークとして練習してくることとした．

50歳，女性，パート（接客業）

 口腔乾燥を訴える患者のなかには，ストレスや緊張から唾液の分泌量が低下している患者がいるため，リラクセーションは効果的な治療法の一つである．

医）前回はリラクセーションの方法を練習しましたが，どうでしたか．
患）教えてもらった方法をやってみましたが，うまくいきませんでした．

医）どのように，うまくいかなかったのでしょうか．
患）一生懸命やったのですが，口の乾きは変わりませんでした．期待していただけにがっかりしてしまいました．

医）なるほど，期待して頑張ったのに，予想していたほどの効果がなかったのですね．リラクセーション法自体のやり方でわからない点や難しかった点はありませんでしたか．
患）やり方自体は問題ありませんでした．ただ，いくら練習してもリラックスした感覚はわかりませんでした．

 患者のなかには，早く症状を改善させるために積極的に治療に参加する者がいる．こうした傾向が過度に強いと，症状が改善しない場合に気分が沈んでしまうなど，より強いストレスを感じる場合がある．

医）前回いらしてから2週間ですからね．まだ効果が得られていないのかもしれませんね．毎日やっていましたか．
患）もちろんです．先生からは1日3回程度と練習回数を指示されましたが，早く治したいので毎日時間が少しでもあいたらやっていました．

 リラクセーションを習得するためには，毎日数回の練習がホームワークとして課されることが多いが，1日の練習回数を大幅に増やしても，練習回数に比例して効果が大幅に上がるわけではない．

医）かなり頑張っていただいたのですね．ありがとうございます．しっかりやってくださっていますので，少しずつリラクセーションの感覚も得られるようになると思います．でも焦りは禁物です．じっくり取り組んでいきましょう．
患）じっくりですか…，その考え方にはなかなかなれそうにありません．少しでも早く治したい気持ちが強くて，治療に全力を注がないといけないと思ってしまいます．

 治療への取り組み方を修正してもらう際には，患者は自らが否定されていると感じる場合がある．そのため，患者の状態を気遣っている態度を示すことは重要である．

医）そうですね．早く治したいという思いは本当によくわかります．でも，口腔乾燥の治療には一般的に時間がかかります．今のペースで治療を続けられればよいのですが，息切れをしてしまわないか心配です．

患）先生のおっしゃることはわかります．焦ってもしょうがないということを理解しているのですが，どうしても焦ってしまいます．

医）なるほど，ご自身でも2つの考えの間で揺れていらっしゃるのですね．どちらの考えがあなたにとってよい考えなのか，少し整理してみましょうか．

患）わかりました．具体的にはどうしたらよいのですか．

医）それぞれの考えをした時に，どのような良い点があるか，また悪い点があるか考えましょう．「早く治したい」という考えは，あなたにとってどのような良い点がありそうですか．

患）良い点ですか…．やはり，治療を頑張ろうという気持ちになると思います．

医）そうですね．治療に対する向き合い方にはプラスの効果がありそうですね．では逆に良くない点はありますか．

患）今の私の状態そのものが良くない状態のように思えます．治療を頑張っても症状が良くならないことで，不安になったり，落ち込んだり，気持ちが不安定になっているように思います．

医）それ以外にはどうですか．治療を頑張るあまりうまくいかなくなっているところはありませんか．

患）そうですね，治療を頑張ろうと必死になるので，普段の生活が犠牲にされてしまっているかもしれません．家事も最低限しかできていないように思いますし．

医）なるほど，わかりました．それではもう一つの考え，じっくり治療に取り組もう，ではどうなりそうですか．

患）良い点は，何でしょう…．そう考えられたら，あまり焦らないでいられるかもしれません．

医）それ以外にはどうでしょうか．

患）そうですね，じっくり治療に取り組もうと考えると，目先の症状の変化に一喜一憂することはないかもしれません．

医）では，悪い点はどうでしょうか．何か思い当たりますか．

患）どうでしょうか．じっくり焦らずと考えて悪いことはないように思います．

医）わかりました．今，あげていただいた点を紙に書いて整理してみましょうか．

〜〜実際に紙に良い点と悪い点を書いてもらう〜〜

医）実際に整理してみてどのような印象を受けましたか．

患）整理すると，あらためて早く治したいという考えが自分の気持ちに影響を与えているのがわかりました．焦らなくてもよいのかな，と少し思えました．ただ，正直，じっくり治療に取り組もう，という考えがまだしっくりきていない部分もあります．

医）最初は，それで問題ありません．自分の気持ちを変える可能性がある違う考えに気がつくことが大切です．考えを変えていく方法を身につけるにも時間がかかります．じっくり取り組んでいきましょう．

> 患者のなかには，瞬間的にさまざまな考えが浮かぶが，そのことに気がつかない者も多い．複数の自動思考があることに気がつくことが，患者の自動思考を変えていく第一歩となる．

> 自分の自動思考が自身にどのような変化をもたらすかを意識することはない．この点を客観的に整理することは自動思考を変えるために重要である．

> 修正したい自動思考の悪い点ばかりをあげると患者の抵抗感は高まる．そのため，悪い点のみでなく，良い点も取り上げることが重要である．

> 紙に書くことによって，視覚的に良い点と悪い点の比較が容易になる．

ケース4-3　強いストレスを感じている患者

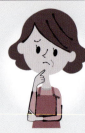

口腔乾燥を主訴に通院をしている．唾液分泌の低下が認められており，ストレスを感じている際に特に症状を自覚することが多い．ストレスを軽減し症状を緩和するために，どのような点でストレスを感じているのか，またストレスに対処できるところはどのような点かについて話し合うこととなった．

53歳，女性，主婦

> 自らコントロールできないと感じる状況は大きなストレスの原因となる．

> ストレス状況に対処する方法はコーピングと呼ばれ，根本的な問題解決を考えようとする問題焦点タイプと自分の気持ちを楽にしようとする情動焦点タイプ，問題のことを考えないようにしたり諦めてしまう回避タイプの3つに分類される．すべてのストレスが，問題焦点タイプにより対応が可能であれば簡単であるが，ストレスのなかには，問題解決が困難で，問題焦点タイプの対処がうまく機能しないものも多い．どのようなタイプのストレス対処でも同様に限界があるため，異なるタイプの対処を使えるようにすることが重要である．

> 回避タイプのコーピングのみを用いていると，問題の根本的な解決が先送りになってしまうため，長期的にストレスが増悪する場合がある．

医）前回お話しした際に，ストレスを強く感じると，特に口の乾燥感が強くなるとおっしゃっていましたが，本日はその点を詳しく話し合いたいと思います．よろしいですか．

患）ええ，もちろんです．

医）普段，どのような時にストレスを感じていますか．

患）いろいろストレスは感じています．毎日とにかく忙しいです．家事ももちろん忙しいですし，母のこともあって家を離れられませんし…．

医）家を離れられないと言いますと…．

患）母は認知症で，一人にはもちろんできませんし，身の周りのことも私がしなくてはいけなくて…．何もする時間がないのが正直なところです．

医）外出は全くできないのですか．

患）そうですね．夫が家にいる時に外出していますが，食材や必要なものを買ってすぐに戻っています．今日は娘に母を任せて何とか病院に来ることができました．

医）そうですか，それは大変ですね．ご自宅でもご自分のことに使う時間はなさそうですね．

患）全くないですね．昔は手芸が好きでしたが，集中して作業する時間もありませんし，母が調子を崩してからは全くやっていません．もう諦めました，母が亡くなるまでやるしかないのです．

医）ストレスを感じていらっしゃる状況が少しずつ理解できてきました．難しいかもしれませんが，一緒にストレスを軽くする方法を探っていきませんか．

患）なかなかそのような方法があると思えませんが，もしあるなら教えてほしいです．

医）ストレスに対処するには，ストレスの原因を解決する方法と，自分の気持ちを楽にしようとする方法，ストレスのことを考えないようにする方法があります．

患）なるほど，ストレスの向き合い方にもいろいろあるのですね．

医）ストレスを減らす1つのコツは，今，自分が無意識に行っているストレス対処法とは異なったタイプの対処法を使ってみることです．先ほどの話で現状を打開することを諦めていらっしゃるとの発言がありましたので，今は，ストレスのことを考えないようにしているようですね．その他に，何か今の状況を根本的に解決する方法はありそうですか．

問題焦点タイプのコーピングには，問題解決のために情報を収集すること，問題解決の計画を立てることが含まれる．

情動焦点タイプのコーピングには，この他に，状況を肯定的に捉え直すことなどが含まれる．

強いストレスを感じるような状況では，ストレス対処のために以前行えていた行動が実施できなくなっている場合が多い．こうした場合は，ストレス軽減につながっていた行動を再度やり直すことが重要である．

ストレス対処のための周囲の支えのことをソーシャルサポートと呼び，支えとなる人のネットワークの広さや実際にどのようなサポートが受けられるか（問題解決につながる具体的な手助けや精神的な支え，情報提供）が重要である．

ソーシャルサポートでは，ネットワークの広さやサポート内容とともに，サポートを受けられると本人に期待させることが重要である．

患）難しいと思います．そのような方法があれば私は苦しんでいません．母の病気は治るようなものではないですし…．

医）確かに，病気そのものをなくすことは難しいですね．でも，今の時間がない環境で負担が重い状況を減らす方法ならあるかもしれません．介護に関していろいろなサービスがあるのではご存じですか．お母さんが使えそうなものはないでしょうか．

患）サービスですか，確かにいっぱいありそうですよね．でもどれが母が受けられるものか全くわかりません．

医）地域包括支援センターという場所があって，介護の相談にのってくれます．お母様の状況を話して，利用できるサービスがないか相談したら教えてくれると思います．やってみませんか．

患）そういう施設があるのですね．やってみます．少し希望がもててきました．

医）はい，ぜひ相談してみてください．それから，ストレスの原因の解決を考えるのではなく，ストレスがあっても自分の気持ちが楽になる方法を考えてみることも可能かもしれません．たとえば，何かに没頭して気分を紛らわせるとか，誰かに話を聞いてもらってすっきりするとか…．思い当たることはありますか．

患）以前はよく友人と会って，いろいろ話をしてすっきりできていたかもしれません．忙しくてしばらく会えていませんが…．

医）なるほど，今の状況でご友人と話す機会はつくれますか．

患）そうですね，直接は会えませんが，電話でなら話せるかもしれません．久しぶりに電話してみます．

医）いいですね．やってみましょう．さきほど手芸のことを話されていましたが，もしお母さんの介護の負担が減れば再開できそうでしょうか．

患）負担が減って時間ができればやれるかもしれません．時間ができたらやってみようと思います．

医）ありがとうございます．いきなりすべては大変かもしれませんから少しずつやっていってくださいね．それから，最後になりますが，誰か支えとなってくれる方がいるとストレスは軽減すると言われています．そのような方は誰かおられますか．

患）友人に電話してみて，今後も話せそうなら，友人は支えになりそうです．

医）なるほど，良いですね．一番近くにいらっしゃる旦那さんはどうですか．

患）どうでしょうか．夫は忙しいですし，正直，迷惑はかけたくないです．

医）なるほど，確かに迷惑をかけてしまうのは申し訳ないですね．でも，いざとなったら頼っても良いと思えるだけでもストレスは軽減する場合があります．旦那さんに事情を説明して，いざという時に手助けしてもらえるか話すのはどうですか．

患）そうですね，今日話した方法をいろいろ試してみて，それでもだめなら夫に頼ると考えればよいのかもしれませんね．夫に話してみます．

医）ぜひ，話してみてください．今日お話ししたことを試してみて，結果を教えてください．

ケース4-4　人前でのしゃべりづらさを訴える患者

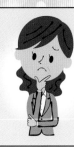

口腔乾燥のために治療を行っているが，乾燥感は大きく改善されていない．また，乾燥による不快感とともに，日常生活での会話に治療当初から大きな困難を感じている．これまでの情報から患者のQOLへの影響も大きいことが推測されたため，こうした側面について話し合うこととなった．

40歳，女性，会社員（事務職）

医）前回受診時から調子はどうですか．
患）大きな変化はありません．
医）口の乾きの影響も変わりませんか．
患）そうですね．やはり，口の乾きのせいで，うまくしゃべれないことが多かったです．
医）なるほど，前からおっしゃっていたことですね．本日は，その点をもう少し詳しくお聞かせください．うまくしゃべれないと思ったのはどのような時ですか．
患）会社で同僚に話しかけた時が多かったです．話しかけると聞き返されることが多くて….
医）同僚から聞き返されることが多かったのですね．その時は口の乾きも強く感じましたか．
患）はい，そうです．口の乾きがあるので，どうしてもうまくしゃべれないのだと思います．最近は，また聞き返されるのではないかと心配してしまって，できるだけ人と会話しないようにしています．
医）そうですか，それは大変ですね．会社以外で誰かと会話する時はどうでしょうか．
患）友人と出かけた時も一緒でした．うまくしゃべれるか気になって，あまり楽しめませんでした．
医）せっかくのご友人との時間が楽しめないのはつらいですね．楽しめないと簡単に遊びに行く約束もできないですね．
患）そうかもしれません．前に比べたら外出の頻度が減っているかもしれません．
医）わかりました．では，ご家族などと話すときはどうですか．
患）家族と話してもしゃべりづらさはあります．でも会社の人や友人と話すほどではないかもしれません．
医）ご家族と話す時と会社の人や友人と話す時に少し違いがあるようですね．ご本人としても，何か違いを感じていますか．
患）違いですか．話す相手によって気持ちに違いのあることですかね．会社では，しゃべりづらくて，よく聞き返されるので，変なしゃべり方だなと思われていないか少し心配です．家族なら気にしないのですが…．友人に対しても，一緒に話していて，嫌な気持ちにさせてしまうのではないかと思ってしまいます．
医）誰かと話す時は，自分がどう見られるか，相手が嫌な気持ちになっていないかを心配してしまっているのですね．もともと誰かと話す時に緊張しやすかったのですか．
患）そうかもしれません．昔から人前では緊張しやすかったように思います．ただ，最

人と話す場面を避けている患者は不安のレベルの高いことが多く，このことが口腔乾燥症状を悪化させている可能性がある．

会社内での会話だけでなく友人と会話している時も口腔乾燥の症状があるため，会社でのストレスが原因でなく，他者と会話することが不安の対象となっている可能性が高い．

他者から自分が否定的に評価されるかもしれないという恐怖が強い場合は，社交不安症の可能性がある．

口腔乾燥によって，人前での不安が強くなっているため，口腔乾燥とともに人前での不安も治療対象とする必要がある．

> 近口の乾きを感じてから緊張の度合いが強まってきていると思います．

医）昔からあった緊張する傾向が，口腔乾燥の症状を契機に強まっているのですね．本日も少し緊張していますか．

患）実は結構緊張しています．わかりますか？

医）そうですね．しゃべり方が緊張しているように感じました．みなさんその傾向はあると思いますが，緊張していると早口になってしまいませんか．早口のせいで少し聞きとりづらい感じがありました．

患）なるほど，確かに早口になるかもしれません．

医）試しにゆっくりしゃべったらどうなるでしょうか．何か本を読んで試してみましょうか．ビデオがあるので撮ってみましょう．

患）ビデオですか，緊張します．ゆっくり読めばよいのですね．やってみます．

〜本を実際に読んでもらう〜

医）ありがとうございます．すごく聞き取りやすかったです．ゆっくりしゃべると聞きとりやすいのかもしれませんね．ビデオも見てみましょう．

〜ビデオをみてもらう〜

医）実際の映像を見てみるとどうですか．やる前のイメージと違いはありますか．

患）はっきりと聞きとりやすかったです．早口でなく，ゆっくりしゃべればよいのですね．

医）そうかもしれません．もしかしたら，今心配していらっしゃる，聞き返されてしまうかもしれないという状況は，口の乾燥も影響しているかもしれませんが，緊張感から来る早口の影響のほうが強いのかもしれませんね．実際に会社の人やご友人と話す時にゆっくりしゃべることを試してみましょうか．次回いらした際に，様子を教えてください．

〜次の受診時〜

医）前回，ゆっくりしゃべることを目標にしましたが，周りの方の反応はどうでしたか．

患）ゆっくりしゃべった時は，聞き返されることもほとんどなく，やってみてよかったです．でも，やはり緊張してしまうこともあって，早口になってしまうこともありました．

医）やはり人前だと緊張しやすいのですね．人と話をする際に感じる緊張のレベルが非常に強い場合は，社交不安症という精神的な問題が背景にある場合もあります．社交不安症の可能性も検討しながら，もう少しゆっくりしゃべることを続けてみましょう．

❗ 患者が口腔乾燥のために生じていると訴えている問題には，人前での不安が強く影響しているものがある．口腔乾燥を改善しなくても，このような場合には，人前での不安を解消することによって問題が解決されることがある．

❗ 他人から自分が否定的にみられることへの心配を修正するために，ビデオにより自らの状態をフィードバックする方法が用いられる．

❗ 緊張した場面での自分の様子をビデオで見せることが重要であるため，緊張を高めるために，準備や練習なしに話をしてもらうことや治療者が話を評価することなどを付け加える場合がある．

❗ ビデオを見る前に自分の様子を想像してもらい，ビデオで見た実際の自分の映像とを比べ想像と実際との違いを確認してもらうと，イメージの改善につながりやすい．

❗ 不安感が強く，日常生活機能が著しく制限される場合には，精神科への紹介が必要となる．

4つのケースを認知行動科学の視点で分析する

症状の改善に執拗にこだわる患者

　口腔乾燥を訴える患者のなかには，症状の改善がすべての問題を解決する唯一の手段であると考え，症状の改善にこだわる者がいる．

　このような患者では症状に伴うQOLの低下がさらに症状を悪化させている場合がある．患者は，QOLを向上させる他の行動よりも口腔症状の改善に固執し，QOLの向上が必要と頭で理解できていても，自動思考の影響で，QOLを向上させる行動を起こせない状態にある．このような場合は，自動思考を生じさせている考え方のクセを理解させ，自動思考の修正，QOLの向上につなげていく必要がある．

　本ケースは，患者に考え方のクセを説明する際の工夫を示した具体例である．

治療を焦ってしまう患者

　口腔乾燥を訴える患者のなかには，早く症状を改善させたいという強い考えによって治療を焦ってしまう者がいる．

　このような患者は，焦ることの悪影響を理解しているにもかかわらず，自分ではうまくコントロールできない状態にある．ここで，焦ることの悪影響を医療者から指摘すると，治療者−患者関係の悪化を引き起こす可能性があるため，早く改善させたいという考えとじっくり治療に取り組むという考えの利点と欠点を患者自身に整理してもらって，焦ることの悪影響を理解してもらう．このことによって，患者との関係を崩すことなく患者の治療への取り組み方を修正していくことが可能になる．

　本ケースは，患者の考えを整理するこのような方法を，治療を焦ってしまう患者に応用した具体例である．

強いストレスを感じている患者

　口腔乾燥を訴える患者のなかには，自分の置かれている状況を改善するすべはないと諦め強いストレスを感じている者がいる．

　こうした場合，ストレスコーピングの選択肢が狭くなり，ストレスを緩和しにくくなる．ストレスが症状の悪循環に影響している場合もあるため，問題焦点や情動焦点タイプのコーピングを実施し，患者のストレス軽減を試みる．さらに患者の取り巻くソーシャルサポートを構築していくことも重要である．

　本ケースは，患者のストレスを軽減する際の工夫を示した具体例である．

人前でのしゃべりづらさを訴える患者

　口腔乾燥を訴える患者のなかには，うまくしゃべれないことで他者から否定的に評価されるのではないかと不安を抱き，人前でしゃべりづらさを訴える患者がいる．

　こうした患者は口腔乾燥のためにしゃべりづらくなっていると訴えるが，実際には人前での不安による行動の変化がしゃべりづらさにつながっている可能性がある．そのため，口腔乾燥だけを治療の対象とするのではなく，不安による行動の問題を修正することによって問題の解決が可能になる．

　本ケースは，不安によって生じた行動上の問題を修正する工夫を示した具体例である．

Part 5
痛み（舌痛症，非定型歯痛）を訴える患者

ケース5-1	症状と心理的要因が関係していることを自覚していない患者
ケース5-2	痛みのことばかり考えてしまう患者
ケース5-3	痛みのことをより悲観的にとらえてしまう患者
ケース5-4	ストレスとなっている問題が解決できない患者

ケース5-1　症状と心理的要因が関係していることを自覚していない患者

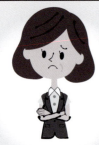

非定型歯痛を主訴に通院をしている．向精神薬によって治療を行っており，痛みは少し改善したものの，十分とはいえない状態である．痛みのつらさを訴えていることから，症状そのものがストレスになっていることを想定し，前回治療時にリラクセーションを指導した．

43歳，女性，会社員（事務職）

> **！** 自らの痛みの症状を正確に把握していない患者もいるため，記録をとりそれを振り返るセルフモニタリングが用いられる．

> **！** 1時間ごとの症状と活動内容を記録することで，症状の日内変動やその変動に影響する行動パターンを明らかにすることができる．

> **！** 記録をする習慣をつけるために記録の頻度や内容を調整し，少ない負担で実施できるようにする．

> **！** 記録用紙を患者に用意させることで実施のハードルが上がってしまうので，治療者側で用紙を用意する必要がある．しかし，一部の患者では用紙が用意されると，記録をしなければいけないというプレッシャーが強まってしまうため注意が必要である．

医）前回リラクセーションの説明を行いましたが，実際にやってみましたか．
患）先生，すみません．やろうと思ったのですが，ほとんどできませんでした．やろうという気持ちになかなかなれなくて…．
医）そうでしたか．正直に話してくださってありがとうございます．どうしてやろうという気持ちになれなかったのですか．
患）リラクセーションがなぜ必要なのか，もうひとつ理解できないところがあります．
医）前回，ストレスや行動が症状に悪影響を及ぼしていることを説明しましたが，思い当たるところはありませんでしょうか．
患）正直，実感がもてないのが現状です．私の歯の痛みはいつも同じ強さで，どのような時も変わらないですから．それで，リラクセーションにも気持ちが入らなくて…．
医）なるほど，そうだったのですね．必要性がわからないと毎日するのは難しいかもしれませんね．リラクセーションの必要性を実感するためにも，今の症状がストレスや行動に関連しているかどうかを調べてみましょうか．
患）関連を調べると言いますと？
医）毎日の痛みの程度を1時間ごとに記録していただき，その時，何をしていたかも一緒に記入してください．そうすると，その時の痛みが，何か自分のしていることと関連しているのかどうかを確認することができます．
患）毎日1時間おきですか…．かなり大変そうですね．できるか自信がありません．
医）そうですね，ちょっと大変かもしれませんね．ではまずは，痛みの程度はずっと同じなのか，痛みの程度に変化があるのかを確かめてみましょうか．たとえば，いつもの痛みの程度でしたら○，痛みがひどかったら△，痛みが軽かったら◎でどうでしょうか．記録の頻度はどうしましょう．最初は1日1回の頻度で記録してみましょうか．
患）1日1回でよいのですか．それならできるかもしれません．
医）記録の用紙はこちらをお使いください．それでは次回まで記録をお願いします．

〜次の受診時〜

医）前回記録をつけることをお願いしましたが，問題なくできましたか．

Part 5　痛み（舌痛症，非定型歯痛）を訴える患者

患）えぇ，できました．
医）ありがとうございます．用紙を見せていただけますか．何か気がついたことはありますか？

患）それほど痛みの変化はないと思っていたのですが，記録をつけてみると毎日痛みに変化があることがわかりました．
医）確かに毎日波がありますね．新しい発見をできましたね．痛みがひどくなる日に何か特徴はありましたか．
患）正確には覚えていないのですが，疲れがひどかった日は痛みもひどかったように思います．

> 症状を記録として残すことで，その変化を振り返ることが可能になる．記録をとっていない行動でも，関連する行動であれば思い出しやすくなる．

医）なるほど，疲れですね．どのような時に疲れが出てしまいますか？
患）どうでしょうか．疲れることはあまりしていないように思うのですが…．
医）疲れが出てしまうのは，いつも以上に動いていることもあるでしょうし，休みがとれていないこともあると思います．どのような時に疲れや痛みがひどくなるのか，また記録してみましょうか．
患）なるほど，また記録ですね．
医）何度もお願いしてしまってすみません．今度は前回の記録に加えて，その日の行動や睡眠の状況など，疲労に影響しそうなことも記録してみましょうか．

> 最初から詳細な記録が難しい場合は，段階的に必要な要素を記録内容に組み込んでいくようにする．

患）疲労に影響しそうな事柄ですね．わかりました，やってみます．

〜次の受診時〜

医）前回，疲労と関連するものがないか記録をとってもらいましたが，どうでしたか．何かわかりましたか．
患）記録をとってみて，疲れがたまりやすいのは，眠れなかった日だとわかりました．最近，痛みのことが心配で夜眠れない日もあって…．
医）なるほど，眠れない日が増えてきていて，疲労と関係していそうなのですね．疲労をうまく解消したり，疲労をためないために，どのようなことができそうか考えていきましょう．それから，以前に練習をお願いしたリラクセーションは，心配が強い状態を改善してくれるものです．睡眠も改善するかもしれませんから，やってみましょうか．

> 心理的な対応の必要性を納得していない患者には，自らの症状の変化を記録し，納得してもらう．

患）わかりました．まずはリラクセーションを改めてやってみようと思います．

ケース5-2　痛みのことばかり考えてしまう患者

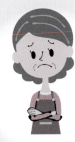

舌痛症にて通院中．薬物療法を中心に治療を行っているが，痛みが気になり常に痛みのことばかり考えてしまっている．考えないようにしたいが，頭から離れない時間帯があり，何とかしたいと訴えている．

66歳，女性，主婦

❗ 舌痛症患者では午後から症状がひどくなる場合が多く，痛みのことばかり考えてしまう者も少なくない．

❗ 症状のことばかり考えてしまうことには，痛みだけではなく，その時の不安の強さや活動状態が影響を及ぼしている．

❗ やることがない状態は，痛み以外の何かに注意を向けにくい状況であり，痛みのことを気にしやすくなる．痛み以外に注意を向ける対象があると痛みから気をそらすことができる．このような痛み以外に注意を向け痛みに対処する方法は，ディストラクションと呼ばれる．

❗ 注意をそらすこと（ディストラクション）は練習によって上達するという点を理解してもらうと，継続的な練習が可能となる．

医）まだ舌のことばかり考えていますか．
患）ずっと気になっていました．
医）一度気になりだすとやめられませんよね．どういう時に特に気になったのですか．
患）痛みはずっとありますから，ずっと気になっています．でも特に気になるのはお昼過ぎからです．
医）どうしてその時間帯に気になるのですかね．思い当たることはありますか．
患）午後になって少しずつ痛みがひどくなることが原因でしょうか．
医）そうですね，痛みがひどくなると，余計に気になりますよね．その時，どのように過ごしていらっしゃいますか．
患）その時間帯は家事も終わって何もせずゆっくりしています．
医）なるほど，やることが終わっているのですね．午後から痛みが増してくる頃に，やらなければいけないことも落ち着いて，そのことばかり考えてしまうのでしょうか．
患）そうかもしれません．やることがない時に気になってしまうのかもしれませんね．
医）痛みのことが気になった時に，何かしていますか．
患）とにかく考えないようにしています．でも，なかなか難しくて…．
医）そうですね，考えないようにするとかえってそこから抜け出せないですよね．考えないようにしたほうが逆に頭に浮かびやすくなることがわかっています．
患）え？ 考えないようにするほうがよくないのですか．では，どうしたらよいのですか．
医）考えないようにしてはいけないとなると，どうしてよいかわからなくなってきますね．そうした時，何ができるか考えてみましょう．午後の時間帯は何をしていらっしゃいますか．
患）食事の片付けを終えて，テレビを見ています．
医）テレビはどのように見ていますか．興味ある番組はいつもありますか．
患）あまり興味がない番組でも，何となくつけていることも多いですね．興味ない番組だとどうしても痛みのことを考えてしまいます．

医）確かに，興味ある番組でしたら自然に番組に注意が向くのでしょうが，そうでないとなかなか痛みから頭を切り換えることは難しそうですね．ただ，切り替えは繰り返し練習することでできるようになっていきます．

Part 5 痛み（舌痛症，非定型歯痛）を訴える患者

患）では，昼間おもしろくない番組でも頑張って集中してみるようにするということですか？

医）そうですね．基本的には頑張ってみていただくことになると思います．ただ，その際にコツもあります．たとえば音楽であるなら，単に音楽を聴くのではなく，どのような楽器が使われているか，それぞれの楽器でどのような旋律が聞こえるか，というように要素に分けてより音楽に注意を向けるようにします．

患）なるほど，普段とは違う見方をしてみるのですね．テレビも同じようにやればよいのですね．

医）テレビでしたら，メインの部分でなくて，周りで映っている人ですとか，背景になっている風景やセットなど，細部にまで注目するようにします．

患）わかりました．でもさすがにずっと集中してテレビを見てはいられないかもしれません….

医）そうですね，確かに一つのことにずっと集中するのは難しいかもしれませんね．何か他にやれることを用意しておくとよいかもしれません．

患）他のことですか．

医）はい，テレビ以外に集中できることがあると，痛みを考えなくてすむかもしれません．特に，午後の時間帯にやることがなくてテレビを何となく見ているような時に，何かできそうなことはありますか．

患）そうですね，昔から本を読むことは好きなので，それもいいかもしれません．

医）本を読むのはよいですね．目だけを使うと疲れてしまうかもしれませんので，身体や耳など目以外を使うと，長時間行っても疲れづらくなるかもしれません．次回まで，他にどのようなことがありそうか考えてきてもらえますか．

患）わかりました．

医）それでは，次回までテレビの見方を工夫して痛みのことを考えなくていられるかどうか試してみてください．それから，テレビ，読書以外で他にできそうなことがないか考えてきてください．

! 注意を向ける対象が患者にとって興味のある場合は問題ないが，興味のもちにくい対象でも利用していくことが，痛みから注意をそらすためには重要である．

! 同じ活動を行う場合も，より集中する方法に変えることにより痛みから注意をそらすことができる．

! 具体的な時間帯や場所で，実施可能な活動を一緒に考えることで，患者が実際に行う可能性が高まる．

! 本人が楽しいと思える活動や興味をもてる活動は，注意をそらすためにより効果的であるので，これらを中心に候補をあげていく必要がある．

ケース5-3　痛みのことをより悲観的にとらえてしまう患者

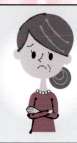

舌痛症にて通院中，薬物療法を行いながら痛みの緩和を目指しており，痛みは改善しているものの，残った症状に対して弱気な発言のみられることがある．実際，精神的にも落ち込みが強くなる瞬間もあり，こうした症状の軽減を目指して，患者の認知の修正を行うこととした．

57歳，女性

> ❗ 認知の修正（認知的再体制化）では，より身近で具体的な場面を取り上げる必要がある．特に，痛みの最も強い状態を題材として話を展開することで，痛みに関する認知を修正しやすい．

医） 最近の痛みの状態はどうですか？　痛みに周期みたいなものはありますか？　痛みが特に強く感じる時とか，それほどでもないと思う時とか…．最近，特に痛みを強く感じたのは，いつ，どんな時でしょうか？

患） 今はそうでもないのですが…．どちらかと言うと，午前中はそうでもなく，夕方から夜にかけて痛みの強くなることが多いですね．

医） 昨日はどうでした？

患） 昨日も，夕方から寝る前まで，夕食時以外はずっと痛みがありました．

医） なるほど．痛みはどんな感じでしたか？　ヒリヒリ，ピリピリ，ズキンズキンとか．それから，その時の痛みの強さを，痛みがない時を0として，痛くて痛くて我慢できないような状態を10とすると，どの程度でしたか？

患） 舌の痛みはヒリヒリした感じで，痛みの強さは，そうですね…．10まではいかないけど，かなり不快でしたから…．5ってこともないので，7くらいでしたかね．

医） その時は，どんな気持ちでしたか？

患） あ〜．それはもう，沈んだ気持ちというか，変に落ちこんだ状態になっていたように思います．もちろん，つらい気持ちも．

> ❗ 認知行動療法では，痛みの強さや，その時の気分などを患者自身に客観的に理解させるために，さまざまな場面で点数化して表現してもらう．

医） その時のつらい気持ちや沈んだ気持ちをまた，点数で表すと？　最もつらい状態を100としたら，何点くらいですかね？

患） そうですね…．ん〜，つらい気持ちは80点くらいでしょうかね．沈んだ気持ちは60点くらいですか…．

医） 昨日の夕方，痛みを感じてつらい気持ちになっていた時にどのような考えが頭に浮かんでいたか覚えていますか？

患） え？　どのような考えって…．どのような考えもなにも…．痛みがあると，もうだめだって感じで，今夜も痛みで何もしたくなくなり，何もできない，寝付けなかった，どうしようって思っていました．

医） 何もできない，寝付けない，って必ずそうなると思っていましたか？

患） え？　必ずって？

> ❗ 患者が自分の認知をどの程度信じているのか，その確信度をたずねる必要がある．

医） どのくらいそうなるって思っていたのでしょう．絶対に何もできないし寝付けないという確信を100点だとしたら？

患） ほぼ，絶対．だから100点．ん〜．でも，90点くらいですかね．

> ❗ 患者に，自身の認知の状態を体系化して理解してもらうために，表を使って行うことが多い．この表を用いて認知の修正を目指す方法は，コラム法と呼ばれる．

医） 今あげていただいたことを表に書き込んでみましょう．では，昨日の夕方の考え方について少し話し合ってみましょう．痛みのせいで今夜も何もしたくないと思ってしまったとのことですが，なぜそう思ってしまったのでしょうか？

Part 5 痛み（舌痛症，非定型歯痛）を訴える患者

患）これまでがそうでしたから…．痛みがあると何をやっても楽しくないんです．
医）なるほど，痛みがあると楽しくなくなってしまうのですね．では，反対に痛みがあっても，普通にできていることはありますか？
患）え～．いや～．それはないですよ．そんなことないと思いますよ．
医）そうですか．では，たとえばあなたの友人が同じような状態であったら，あなたは友人に何と言ってあげるでしょうか？
患）ああ，そうか．そうですよね．私は，痛くても最低限のことはやってますね．そう，"痛くても最低限のことはやってますよ"って友達に言ってあげたいですね．痛い時でも家事をこなしていますし，パートにも通っていますから．友達には，痛みがあっても普段通りに生活しようとなるべく頑張っていることを教えてあげたいですね．
医）なるほど，しっかりご自身のやるべきことができているということですね．では，今あげていただいた"痛みがあると何もできない"ということと，"とりあえず最低限のことはできている"ということを表に書き込んでみましょう．
　こうして痛みに対するご自分のいろいろな事実をあげてみると，どうですか？ 先ほどは痛みがあると何もできないと強く信じていたようですが，変化はありませんか？
患）んんん．そうですね．言われてみれば…．先ほどは，強く信じていたので，90点って言ったと思うのですが，もう一度思い起こしてみると，実は，30点くらいなのですかね．そうはならないことも多いような…．
医）そうですか．では，今ならもとの考えとは違った考え方をできそうですか？ 昨日の夕方に戻ったつもりになって，もっとしっくりくる考えを探してみてください．
患）そうですね，痛みがあってちょっとたいへんだけれど，できることをやれば大丈夫，という感じでしょうか．
医）なるほど，昨日の考えと比べると，変化がありますね．そう考えると，ご自分の気持ちはどうなるでしょうか？ 昨日の時点ではつらい気持ちだったということでしたが，点数はどうなりましたか．
患）少し和らぐ気がします．40点くらいになるかもしれません．
医）それも書き込んでおきましょう．今やったように，この表を使いながら，ご自身の気分が楽になる考えがないか試してみてください．

〜翌週来院時〜

医）どうですか？ うまく表を使えていますか？
患）なんとか，毎日表を使ってみています．でも，やっぱり痛みがあると，ついつい悪いほうに考えてしまいますね．
医）そうですね．なかなか，考え方の癖って抜けないですよね．続けていくと少しずつ変わっていきますよ．それから，ストレスでも痛みが悪化することがありますので，何かストレスを感じた時も同じように，表を使ってご自分の考えを見直してみてください．
　では，また来週まで，表を使って練習してみてください．

患者の認知を修正する場合は，患者に認知を支持する証拠と認知とは相反する証拠をあげてもらい，認知の妥当性を検討していく．この手順のなかで，患者は自分が思っていることと異なる事実には，なかなか気づけないことが多い．そうした場合は，自分の問題として見るのではなく，客観的に問題を見つめることも必要となる．

認知の修正が十分にできているかを知る手がかりとして，「患者がどの程度，元の考えを信じているか」が指標として用いられる．この指標がどの程度下がったかを判断する必要がある．十分に下がっていない時には，さらに検討を続ける必要がある．

コラム法では，ポジティブな考えを患者にもたせることが目的ではなく，患者の気分が楽になる考えを目指すことが重要である．

認知の修正を促すには，1回の働きかけではなく，さまざまな場面を題材として何度も取り組んでいく必要がある．場合によっては宿題にして患者自身に表への記入を実施させることもある．

ケース5-4　ストレスとなっている問題が解決できない患者

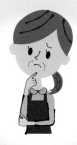

非定型歯痛にて通院中．痛みに影響する要因を検討するうちにストレスが大きな影響を与えていることがわかってきた．特に夫との関係がうまくいっておらず，そのことがストレスになり，夫との関係が悪化するたびに非定型歯痛の症状も悪化しているようである．症状を安定させるためにも，ストレスを和らげるための話し合いを行うこととなった．

58歳, 女性, パート

問題を解決する能力を高める治療法を問題解決療法と呼ぶ．

医）症状はどうですか．

患）いつも通りで，ストレスを感じると痛みがひどくなります．ストレスの元は，やはり夫との口論でした．どうしたら良いでしょうか．

医）今日はストレスのもとになっている問題をどう解決していったらよいかを考えてみましょうか．まずは具体的にどのような時に口論になりやすいかをはっきりさせましょう．旦那さんと口論になった場面を思い出してもらえますか．

患）一昨日もケンカをしました．夫が脱いだ服を片付けないので，強く言ってしまって．そうなると夫も売り言葉に買い言葉で強い口調になって口論になってしまいました．口論の原因はいつも些細なことなのですが，夜は特に痛みがつらく，できれば夫には自分のことは自分でやってほしいと思ってはいます．こんなことで，夫と口論になってしまうと，余計につらくなってしまいます．

問題解決の最初の段階である，問題を明らかにする段階では，何が問題となっているのか，問題に影響する要因は何であるかを明らかにする．また，現実的な問題解決の目標設定を行い，それに基づいて解決までのプロセスを決める．

医）なるほど，ご自身の症状がつらい時には，旦那さんにはそれを理解し協力してもらいたいのに，それがうまくいっていないのですね．今のお話から考えると，旦那さんに自分でできることはやってもらうこと，旦那さんと口論にならずに気持ちを伝えることが目標になりそうでしょうか．

患）そうですね，口論にならずに自分の気持ちを伝えて，夫が自分のことをやってくれたら，ずいぶん楽になるように思います．

問題解決の2段階目は解決方法の選択肢を考える段階である．

医）それでは具体的にそのような時に何ができそうか考えていきましょうか．何かありますか．

患）夫のことで頭にきたら，もう夫とは口を聞きたくなくなります．でも，それじゃ結局口論になってしまうからダメですよね．

アイデアを出す時には，その解決方法の優劣は評価せず，明らかにうまくいかないと予想される方法でもアイデアとして尊重する．

医）確かにそれでは口論になってしまうかもしれませんが，今は1つのアイデアとして残しておきましょう．問題を解決するためには，とにかくたくさんアイデアを出すことが必要だと言われています．そのために，最初は善し悪しは考えずに，できるだけたくさんのアイデアを出すようにします．実際にやってみましょうか．

患）わかりました．どのようなものでもよいのですね．やってみます．

〜実際にアイデアを出してもらう〜

Part 5 痛み（舌痛症，非定型歯痛）を訴える患者

問題解決の3段階目は選択肢を選ぶ段階である．

医）ありがとうございます．「旦那さんと口を聞かない」「自分で片付けてしまう」「他の人に相談する」「服をそのままにしておく」「片付けしてほしいことをあらかじめ伝える」「服を片付けた時に褒める」とアイデアをたくさん出していただきましたね．このなかからどれが使えるか考えてみましょうか．

患）「夫と口を聞かない」は，あまり良くないとすぐわかりますが，他はどれも良いところと悪いところがありそうで，どれがよいのか迷ってしまいます．

解決方法を実施する際の労力やそれによって得られる利益を考える時には，自分だけでなく周囲への影響を考えるとともに，短期的な影響だけでなく長期的な影響を考えるとよい．

医）そうですね，迷ってしまいますね．最もよい解決方法を選ぶ際にはいくつかの基準があります．まずは，今困っている問題が解決できる方法であること，それから，その方法が実行しやすいこと，さらに，解決方法の実行に伴う労力に比べてそこから得られる利益が大きいこと，この3つを基準に判断するとよいと思います．

患）なるほど，そう考えると，「自分で片付けてしまう」は夫と口論にならずにすむかもしれませんが，夫が片付けてくれるようにはなりませんね．

医）確かにそうかもしれません．他の案はどうでしょうか．たとえば，「服をそのままにしておく」はどうですか．

患）そうですね，服をそのままにしておいたらさすがに夫も片付けるかもしれませんが，機嫌が悪くなるかもしれません．

医）なるほど，そうなると難しそうですね．他はどうですか．

患）「服を片付けた時に褒める」というのは，口論にもなりませんし，夫も片付けてくれるようになりそうなのですが，正直，今の私は夫を褒める気持ちになれないように思います．

問題解決の4段階目では解決方法を実行し，効果を検証する．

医）そうですね，よさそうな案に思えますが，できなければしょうがないですからね．もし将来的に褒めてもよいと思えたらよい選択肢になりそうですね．その他はどうですか．

患）「他の人に相談する」は，同年代の友人に相談すれば何かよいアイデアを教えてくれるかもしれません．「片付けてほしいことをあらかじめ伝える」は，夫が片付けてくれることにもつながりますし，口論にもならずよさそうです．

医）わかりました．では，今あげていただいたなかでよさそうだった，「他の人に相談する」と「片付けてほしいことをあらかじめ伝える」をやってみることにしましょうか．他の人に相談してみてよい意見がもらえたらそれもやってみてください．

患）わかりました．そうしてみます．

医）では，次回までにやってみて，どのような結果になったか教えてください．

問題解決がうまくいかない場合は，4つの段階のどこかに改善すべき点がある．各段階を改善し再び問題解決を試みながら，徐々に問題解決の方法を身につけていくことが重要である．すぐに問題が解決できなくても全く問題にならない．

患）ちょっとうまくいくか心配ですが，やってみます．

医）はい，よろしくお願いします．ただ，うまくいかなくても，あまり気にする必要はありません．何がうまくいかなかったのかを考え直して，次の機会に問題を解決できれば問題ないですからね．

患）そう言ってもらえると少し気が楽になります．

問題解決へ望む姿勢をポジティブにするためにも，問題解決に向けた行動には積極的に報酬（褒めることや褒美など）を与えることが重要である．

医）それから，結果としてうまくいったかどうかにかかわらず，先ほどあげた2つのことにチャレンジできたらご自身を褒めてあげてくださいね．

患）そうですね，頑張れたらご褒美においしいものでも食べようと思います．

医）いいですね，それではまた次回結果を教えてください．

4つのケースを認知行動科学の視点で分析する

ケース5-1　症状と心理的要因が関係していることを自覚していない患者

　痛みを抱える患者のなかには，心理的要因が関係しているにもかかわらずそれを自覚できていない患者が存在する．

　こうした患者に対して心理的な介入の必要性を訴えても理解してもらえない可能性が高いため，自分の症状と心理的要因を記録し，結果を振り返ってもらうセルフモニタリングが重要となる．その際，最初から詳細な記録を要求せずに，症状の変化のみなど患者が実施可能であると思える簡単な記録から始めていくことが望ましい．

　本ケースは，心理的な要因の影響を自覚しない患者に，セルフモニタリングを応用した具体例である．

ケース5-2　痛みのことばかり考えてしまう患者

　痛みを抱える患者のなかには，痛みの症状が気になり，痛みのことばかり考えてしまう患者がいる．

　このような状態は，痛みが悪化した時や，生活のなかでやるべきことがない時に生じやすい．痛みのことばかり考えてしまう患者に対しては，普段行っている活動（たとえば，テレビや音楽などの見方・聴き方）に，より注意を要する方法を加え，痛みから活動へと注意を切り換えられるように訓練してもらう．さらに，興味や楽しさを感じられる活動を生活のなかに増やすことも効果的である．

　本ケースは，痛みのことばかり考えてしまう患者に，痛み以外の活動に注意を切り換える工夫（ディストラクション）を応用した具体例である．

ケース5-3　痛みのことをより悲観的にとらえてしまう患者

　痛みを訴える患者のなかには，痛みのことをより悲観的にとらえてしまう患者がいる．

　悲観的なとらえ方は，気分や症状に悪影響を及ぼすことがある．そのため，痛みでつらいと感じている日常生活の場面を多面的に振り返り，より現実的で患者の気分が和らぐ考え方ができるように導いていく必要がある．コラム法は，状況，自動思考，気分，根拠，反証，適応的思考，気分の変化の7つに分かれた表を用い，患者の悲観的な自動思考の修正を図るために有効な方法である．

　本ケースは，患者の考え方を修正する際の工夫を示した具体例である．

ケース5-4　ストレスとなっている問題が解決できない患者

　痛みを抱える患者のなかには，生活のなかで生じた問題が解決されずにストレスが強まり，症状が悪化している患者がいる．

　このような患者には，問題解決の過程を，①問題を明らかにする，②問題解決の選択肢を考える，③問題解決の方法を選択する，④選択した方法を実行し効果を検証する，という4段階に分け，問題の解決方法を学んでもらう．効果検証に基づいて，4つの段階で不十分な点を改善しながら，問題解決を目指していく．

　本ケースは，生活のなかで解決できない問題が痛みの症状悪化に影響を及ぼしている患者に，問題解決の能力を高める工夫を応用した具体例である．

Dentalの場でMentalを理解することの重要性

　DentalとMentalは，一見かけ離れた分野のようであるが，両者の医療にはQOLの向上を目指したものが多いという点で共通性がある．すなわち，悪性腫瘍や心筋梗塞のように生命維持に深く関与する疾患の場合，疾患治療が主たる目的（Pathogenesis）となるのに対し，歯科疾患や精神疾患，心身症の多くは「よりよい生」を営むことが目的（Salutogenesis）となる．特に，身体診療科であって「こころも診る」心療内科の立脚点は歯科に近いところがあり，今後参考にすべき点が多いように思われる．

　急速な高齢化を迎え，慢性疾患をもった患者が増加しているなか，慢性疾患をもった患者には，疾患はコントロールされていてもMentalな問題を抱えている者が多い．また，これらの患者は口腔内に問題を抱えている者が多く，良好な口腔環境の維持が現疾患の悪化を防ぐのみならず，新たな疾患の発症を防ぐことになる．歯科医師によってMentalをも考慮したDentalが望まれているように考える．

　たとえば，糖尿病と歯周病との深い関係は広く知られているが，糖尿病患者の7～33%にうつ病がみられることから，歯科的アプローチの際にはこのMentalな問題も考慮することが必要である．患者がうつ病や抑うつ状態にある場合，意欲の低下や活動の減少がみられることが多く，通常の患者と同様に，運動や食事などの糖尿病のセルフケアを求めても，思うようには実行できないことがある．このことはブラッシングに対しても同様であり，うつ病患者にブラッシング指導を行ってもうまくいかず，強要することによってうつ病の悪化にもつながりかねず注意を要する．また，うつ病患者はドライマウスを訴えることが多く，その割合は7～8割程度にも及ぶと言われ，ドライマウスによりうつ病が発見されることもある．ドライマウスの原因の一つであるシェーグレン症候群，特に他の膠原病に伴う二次性シェーグレン症候群でもMentalな問題は重要である．全身性エリテマトーデスは患者の約半数が精神障害を抱えており，特に双極性気分障害（躁うつ病）は患者全体の20～40%にみられると言われている．また，ステロイド治療中の患者にはMentalな問題が多いとの報告もあり，ステロイドと易感染性はDentalでは注意を要することは言うまでもない．その他，歯科治療時に注意を払うべき多くの慢性疾患でMentalな問題が潜んでいることが多数報告されてきている．

　患者のMentalな問題に注意を払う前に，Dentalの場でMentalな問題を見つけることも意義深い．たとえば，うつ病の早期発見は自殺予防に貢献することになる．うつ病患者が，自ら精神科や心療内科を初診することは少なく，さまざまな身体症状から90%以上は身体科医（内科，脳外科，婦人科など）を受診するとの背景が関与しているようである．そこでうつ病の早期発見として，身体科医，特に「かかりつけの医師等」による役割が期待されている．歯科医師の多くは地域密着型個人開業医であり，国民の7割以上にかかりつけの歯科医院があるとされていることから，歯科医師がうつ病早期発見のゲートキーパーとなりうるものと考えられる．

　以上のように，DentalとMentalとは密接な関係にあり，超高齢社会で増えつづける慢性疾患患者への対応には，Dentalの場でこれまで以上にMentalな対応が要求されるものと思われる．

安彦善裕

認知行動療法をより理解するためのキーワード

エクスポージャー法
不安を生じさせる刺激を避けたり，そこから逃げることなく，刺激に曝露することによって，不安を減少させる方法であり，最初から最も強い刺激にさらすフラッディング法と少しずつ不安の強度を高める段階的エクスポージャー法がある．

コーピング
ストレス軽減のための対処方法で，根本的な問題解決を考える問題焦点タイプと気持ちを楽にしようとする情動焦点タイプ，問題のことを考えないようにする回避タイプの3つに分類される．

プロンプト
行動のきっかけとなるてがかりのことであり，プロンプトを用いることで行動が生じやすくなる．

確立操作
間食を防ぐために食事をしっかり食べ食欲を満たしておくように，行動を引き起こしている欲求をあらかじめ満たしておくことで，行動を生じづらくさせる方法である．

消去
行動に伴う報酬を与えないことで，行動の頻度を減らす方法である．消去によって生じる変化には，消去後に行動が一時的に増えるバースト現象，減少した行動が時間をおくことで自然に戻る自発的回復がある．

曝露反応妨害法
不安を減少させる反応を行わせずに，不安を生じさせる刺激に曝露することによって，不安を減少させる方法である．

不安階層表
最も強く恐怖を感じる場面を100とし，恐怖の弱い場面から強い場面を数値化し整理したものである．エクスポージャー法の対象となる場面の選択に使用される．

オペラント法
先行刺激，反応，結果という枠組みから，なぜ問題が長引いてしまうかを考える機能分析をもとに，行動をコントロールする方法である．

セルフモニタリング
患者の日常生活の様子や症状の変化を客観的に把握するために，何らかの記録を患者自らとる方法である．

フェイディング
行動のきっかけとなっているプロンプトを取り去ることである．プロンプトを使用し続けると，きっかけなしには行動できない状態になってしまう可能性があるため，重要である．

刺激統制法
行動のきっかけになっている刺激を減らしたり，取り除き，調整することで，行動を生じにくくさせる方法である．

認知の歪み
患者に認められる，否定的で，過剰で，柔軟性がなく，現実離れした考え方やとらえ方のことを認知の歪みと呼び，認知的再体制化で修正する対象となる．

認知的再体制化
ある事柄に対する本人の考え方（認知）を修正する方法であり，構造化された方法で新しい思考を生み出すコラム法，複数の認知のメリットとデメリットを比較するメリット・デメリットの分析，実験を通して認知を修正する行動実験などがある．

問題解決療法
問題解決能力を高める治療法で，①問題を明らかにする，②解決の選択肢を考える，③解決方法を選択する，④解決方法の効果検証を行う，という4段階からなる．

文献

Abiko Y, Matsuoka H, Chiba I, Toyofuku A. Current evidence on atypical odontalgia: diagnosis and clinical management. Int J Dent. 2012; Article ID 518548.

Alberto PA, Troutman AC. 佐久間　徹, 谷　晋二（監訳）. はじめての応用行動分析. 二瓶社, 2004.

American Psychiatric Association. Diagnostic and Statistical Manual of Mental Disorders, 5th Edition (DSM-5). American Psychiatric Association, 2013.

Beck JS. 伊藤絵美, 神村栄一, 藤澤大介（訳）. 認知行動療法実践ガイド. 基礎から応用まで 第2版−ジュディス・ベックの認知行動療法テキスト−. 星和書店, 2015.

Bennett-Levy J. Butler G, Fennell M, Hackmann A, Mueller M, Westbrook D. Oxford Guide to Behavioural Experiments in Cognitive Therapy. Oxford University Press, 2004.

Freeman A. 内山喜久雄, 大野　裕, 久保木富房, 坂野雄二, 沢宮容子, 富家直明. 認知行動療法事典. 日本評論社, 2005.

Leahy RL. 伊藤絵美, 佐藤美奈子（訳）. 認知療法全技法ガイド−対話とツールによる臨床実践のために−. 星和書店, 2006.

Matsuoka H, Chiba I, Sakano Y, Saito I, Abiko Y. The effect of cognitive appraisal for stressors on the oral health-related QOL of dry mouth patients. Biopsychosoc Med. 2014; 8: 24.

Matsuoka H, Chiba I, Sakano Y, Toyofuku A, Abiko Y. Cognitive behavioral therapy for psychosomatic problems in dental settings. Biopsychosoc Med. 2017; 11: 18.

鍋田恭孝. 身体醜形障害—なぜ美醜にとらわれてしまうのか. 講談社, 2011.

Safren SA, Gonzalez JS, Soroudi N. 堀越　勝, 安藤哲也（監訳）. 慢性疾患の認知行動療法：アドヒアランスとうつのアプローチ. 診断と治療社, 2015.

坂野雄二（監修）. 学校, 職場, 地域におけるストレスマネジメント実践マニュアル. 北大路書房, 2004.

坂野雄二. 認知行動療法の基礎. 金剛出版, 2011.

坂野雄二（監修）. 60のケースから学ぶ認知行動療法. 北大路書房, 2012.

Sisemore TA, 坂井　誠, 首藤祐介, 山本竜也（監訳）. セラピストのためのエクスポージャー療法ガイドブック−その実践とCBT, DBT, ACTへの統合−. 創元社, 2015.

鈴木伸一, 神村栄一. 実践家のための認知行動療法テクニックガイド：行動変容と認知変容のためのキーポイント. 北大路書房, 2005.

内山喜久雄, 坂野雄二. 認知行動療法の技法と臨床. 日本評論社, 2008.

索引

あ

安全行動 …………………………… 11, 31, 35, 37
エクスポージャー（法） ………… 5, 6, 7, 10, 11, 35, 40, 41, 42, 43, 44, 48, 49, 75
オペラント（法） ……………………… 5, 6, 8, 75

か

回避行動 …………………………………… 10, 11, 40
確立操作 ………………………………………… 29, 75
間欠強化 …………………………………………… 29
系統的脱感作 ……………………… 5, 10, 44, 49
行動実験 ………………… 6, 12, 13, 32, 37, 75
呼吸法 ……………………………………………… 47, 49
コーピング ……………………………… 56, 57, 61, 75
コラム法 …………… 6, 12, 13, 68, 69, 73, 75

さ

刺激統制法 ……………………………… 19, 24, 75
自動思考 ……………… 12, 13, 53, 55, 60, 73
自発的回復 …………………………………… 42, 75
社交不安症 ………………………………… 7, 58, 59
消去 …………………………………………… 8, 29, 75
身体醜形障害 ……………………………………… 34
スモールステップ ………………………………… 8
セルフエフィカシー ……………………………… 22
セルフモニタリング ………………… 18, 64, 72, 75
ソーシャルサポート ……………………………… 57, 61

た

ディストラクション ………………………… 66, 72

な

認知的再体制化 …………………… 12, 68, 75
認知の歪み …………………………… 5, 12, 13, 75

は

曝露反応妨害法 ……………………… 35, 37, 75
パニック障害 ……………………………… 46, 49
バースト現象 ……………………………… 8, 28, 75
不安階層表 …… 10, 11, 35, 41, 43, 44, 45, 75
フェイディング ……………………………… 21, 25, 75
プロンプト …………………………… 8, 20, 21, 25, 75

ま

メリット・デメリットの分析 ……… 6, 12, 13, 75
問題解決（療法） ……… 56, 57, 70, 71, 73, 75

Profile

松岡紘史（まつおかひろふみ）

北海道医療大学歯学部准教授（口腔構造・機能発育学系保健衛生学分野）
北海道医療大学病院「医療心理室」

2002年	新潟大学人文学部行動科学課程卒業
2009年	北海道医療大学大学院心理科学研究科臨床心理学専攻博士後期課程修了（博士〈臨床心理学〉）
2010年	北海道医療大学歯学部口腔構造・機能発育学系保健衛生学分野助教
2014年	北海道医療大学歯学部口腔構造・機能発育学系保健衛生学分野講師
2018年	現職

日本認知・行動療法学会認定行動療法士
日本心身医学会認定医療心理士
臨床心理士

安彦善裕（あびこよしひろ）

北海道医療大学歯学部教授（生体機能・病態学系臨床口腔病理学分野）
北海道医療大学病院「口腔内科相談外来」

1986年	東北歯科大学（現：奥羽大学歯学部）卒業
1990年	東京歯科大学大学院歯学研究科病理学専攻修了（歯学博士）
1990年	ブリティッシュコロンビア大学歯学部博士特別研究員
1992年	北海道医療大学歯学部講師（口腔病理学）
2005年	ロンドン大学イーストマン歯科研究所客員教員（口腔内科）
2005年	北海道医療大学個体差医療科学センター教授（歯学部門・口腔内科）
2011年	武蔵野大学人間関係学部人間関係学科通信教育部卒業（学士〈人間学〉）
2011年	現職

日本心理学会認定心理士
日本歯科心身医学会認定医・指導医
日本病理学会認定口腔病理専門医・研修指導医
死体解剖資格認定

北海道医療大学病院では，安彦が担当する「口腔内科相談外来」と，松岡が担当する「医療心理室」とで，心理的背景が口腔症状に影響を与えている患者への対応を行っている．

歯科医師・歯科衛生士のための
認知行動療法
チェアサイドで困ったときに　ISBN978-4-263-46139-6

2018年7月10日　第1版第1刷発行

著　者　松　岡　紘　史
　　　　安　彦　善　裕
発行者　白　石　泰　夫
発行所　医歯薬出版株式会社

〒113-8612 東京都文京区本駒込1-7-10
TEL. (03)5395-7634(編集)・7630(販売)
FAX. (03)5395-7639(編集)・7633(販売)
https://www.ishiyaku.co.jp/
郵便振替番号　00190-5-13816

乱丁，落丁の際はお取り替えいたします　　印刷・三報社印刷／製本・皆川製本所
Ⓒ Ishiyaku Publishers, Inc., 2018. Printed in Japan

本書の複製権・翻訳権・翻案権・上映権・譲渡権・貸与権・公衆送信権（送信可能化権を含む）・口述権は，医歯薬出版(株)が保有します．
本書を無断で複製する行為（コピー，スキャン，デジタルデータ化など）は，「私的使用のための複製」などの著作権法上の限られた例外を除き禁じられています．また私的使用に該当する場合であっても，請負業者等の第三者に依頼し上記の行為を行うことは違法となります．

JCOPY ＜(社)出版者著作権管理機構　委託出版物＞

本書をコピーやスキャン等により複製される場合は，そのつど事前に(社)出版者著作権管理機構(電話03-3513-6969，FAX 03-3513-6979，e-mail：info@jcopy.or.jp)の許諾を得てください．